JN326366

この法則でゾーンに入れる!

朝日出版社

──集中「脳」のつくり方

mogi kenichiro

茂木健一郎

はじめに

私がまだ幼稚園に通っていた5歳のとき、ニキビがかわいい新任のアライ先生から、「けんちゃんの字は汚いね」といわれたことがありました。

そこで私は、みんなが園庭で遊んでいるときでさえ、居残りをして「あ・い・う・え・お」と何度も何度もひらがなを書いて、字がうまくなる練習をしていたのです。

すると、アライ先生が「けんちゃん、集中して字の練習をしていて偉いわね」とほめてくれたときのことを、今でもすごく鮮明に覚えています。

私にとって、その時間がすごく充実して幸せに感じたと同時に、苦手なことから逃げるのではなくて、むしろ向き合って乗り越えた方がいいんだなということを、自分の中でつかんだ瞬間でした。

さて、本書のテーマは、ズバリ「集中」です。

これまで「集中」をテーマにしたビジネス書や自己啓発書を読んだけど、どうも集中力が身につかないと、頭を抱えている人たちも少なくないのではないでしょうか。

では、なぜこれまでのやり方で集中力が身につかないのか――。

その原因は、脳の使い方にあるからです！

そこで、集中と脳のメカニズムを脳科学的な知見で切り込みながら、最大限に自分の中にある集中力を高める秘訣を余すことなく公開していきたいと思います。

その「カギ」となるのが、いかに**「フロー体験」をし、ゾーン状態に入れるか**ということです。

このフロー体験というのは、**脳がとてもリラックスしている状態にもかかわらず、最高のパフォーマンスを発揮できている状態**のことをいいます。

たとえば、ベルリン世界陸上の男子１００メートル決勝でウサイン・ボルト選手が驚愕の世界新記録9秒58で金メダルを獲得したときの走りを見ると、あれほどの大舞台なのに楽しみながら、何だかとてもリラックスして走っているように見えます。

そしてもうひとり、私は長野オリンピックのスピードスケート500メートルで金メダルを獲得した清水宏保さんから貴重なお話を聞いたことがあるのですが、清水さんは世界新記録を出したときのレースを振り返り、次のように語ってくれました。

「世界新記録が出るときには、むしろ『流している』感覚に近いほど、リラックスしているんです」

つまり、本当の意味で集中した状態というのは、**ただしゃかりきになって苦しいことをやるというのとはまったく違う**ということです。

時間を忘れるくらいやっていること自体が楽しいときほど、それに伴うように脳が喜びながら最高のパフォーマンスが発揮されるというわけです。

また、集中することが苦手な人の多くが、よく緊張している状態を「集中している」と勘違いしがちなのですが、理想的なフロー体験というのは、集中していると同時にリラックスしている状態でなければいけないということをまずは覚えておいてください。

どんなに集中することが苦手な人でも、諦《あきら》めてはいけません。

なぜなら、人間の脳というのはこのフローを体験できる回路を誰もが持っているからです。

仕事にしても勉強にしても、**「いつかはフローに入れるんだ」という期待感を持って、あとはちょっとした工夫と努力をすればいいだけなのです**。

もちろん、フローへの道のりは簡単なことばかりではありません。ときには辛く苦しく、ぎこちないこともあるでしょう。でも、地道に研鑽《けんさん》を積むことで集中力というものはどんどん養われていきます。

そして、一度フローを体験してしまえば、もうこっちのもの！

フローのコツさえ摑《つか》んでしまえば、どんな環境でも、最高のパフォーマンスで仕事も勉強も取り組むことができるようになります。

そんな、人生を楽しむ「クオリティ・オブ・ライフ」の命題が自然に一致していくために必要な集中力を高めるコツをぜひ知っていただければ、筆者としては望外の喜びです。

二〇一四年八月

茂木健一郎

この法則でゾーンに入れる!——集中「脳」のつくり方　目次

目次

第2章　脳を活かした集中力の高め方　35

第4章　今すぐ実践できる「超」集中のテクニック！　111

編集協力　神原博之（K.EDIT）

第1章　究極の集中力は誰でも鍛えられる！

誰でも鍛えられる「集中脳」

この世に集中しないで何かを成し遂げた人はいません。

逆をいえば、集中したのに何もできなかった人もいないということになります。

つまり、集中することができれば、必ず何かしらの成果は出るということです。


「日本には資源がない」

このようなことがいわれている昨今ですが、私は日本の最大の資源は、私たち日本人の「脳」だと考えています。

たとえば、皆さんが置かれている今の境遇というのはそれぞれ違うかもしれません。どれぐらい貯金があるとか、どれぐらい人脈があるかというのはそれぞれみな違うかもしれませんが、自分の脳の中に「無限の資源」を誰もが持っているというイメージを持つ必要があるのです。

では、脳の資源の採掘というか、その資源を最大限に生かすときにいちばん重要なのが、すなわち「集中」ということなのです。

ところが、ほとんどの人が、本当は脳の中にたくさんの資源を持っているのに、使わないまま眠らせているのです。

何とも、もったいない話だとは思いませんか。

私がいつも不思議に思うことがあります。

それは、学校教育でも企業の人材教育でも、「いかに集中するか」「集中することがどうして大事なのか」、あるいは「集中のノウハウ」などをまったく教えていない点です。そこに非常に大きな問題があると私は認識しています。

さらにいえば、いろいろな人と話していると、集中できる、できないというのが生まれつきの才能のように勘違いしている人が多いのですが、実際には集中力というのは心がけ次第で、生活習慣によって鍛えることができるのです。

ですから、「自分には集中力がない」「生まれつき集中することができない体質なんだ」など、集中する才能がないから無理なんだと思い込んでしまっている人のほうが、集中のノウハウを身につければ、伸びしろは大きいということになります。

一方、自分には集中力があると思っている人でも、まだ気づいていないポイントを知れば、限りなく集中力を強化していくことができるでしょう。

集中力の本当のすごさとは？

脳の中の資源が開発されていくことは、人生においていかに脳を有効に使えるかということでもあります。その最も大切なことのひとつが、集中力なのです。

イギリスの数学者のロジャー・ペンローズは、集中して数学の問題を考えているときに人に話しかけられても、すぐに言葉が返せない状態になってしまうと本の中で書いています。

ペンローズは天才的数学者で、その集中力は測り知れないといわれているのですが、かなり自分に集中力があると思っている人でも、それぐらいの集中をしたことがあるかといえば、答えはおそらくノーだと思います。

また、これはある成功した起業家から聞いた話なのですが、その人が若くして起業したとき、作業をしている部屋の外が明るくなって、暗くなって、明るくなって、暗くなってと、トイレへ行く以外はもう３日３晩ずっと作業を続けて、食事も摂《と》らずに働き続けたというのですが、このような集中体験をしたことがある人もおそらくほとんどいないのではないでしょうか。

世界でもトップクラスのアスリートもその集中力ははかり知れないところがあります。

彼らは自分の指先や足の動きなど、すべてに注意が行き届いて集中できているからこそ、世界で活躍できるのです。

自分の集中力をチェックしてみよう！

集中力の基礎体力というのは、人によって全然違います。マラソンにたとえると非常にわかりやすいと思いますが、普段走るトレーニングをしていない人がいきなりフルマラソンに出ても完走できないのと同じで、集中力にしても、基礎体力がない人がいきなり集中しようとしてもうまくいきません。

ですから、「自分はどれくらい集中できるのか」ということの見極め方のひとつとして、チェックリストを用意しました。

□仕事や勉強を始めたら、すぐにトップスピードになれますか？
□ラジオやテレビがかかっていても気にせず仕事ができますか？
□仕事をしていて時間が経つのを忘れることがよくありますか？
□仕事場をはなれるときにすぐに気持ちを切り替えることができますか？

□短時間で多様なことをいろいろこなすことができますか？
□一日一時間でも何か続けていることがありますか？
□２時間以上続けて本を読むことができますか？

いかがでしたでしょうか。７つの質問のうち５つできていればまずまずの集中力です。このようなチェックリストで自分の集中力を見極めると、該当する項目が少ない人は、最初からあまりレベルの高いことを言われても無理だと感じる人もいるかもしれません。でも、自分の現状を把握することがゾーンに入るための一歩なのです。

脳が活性化しても集中力は高まらない

脳ブームが起こったとき、「脳が活性化することが良い」といった世間の風潮があった時期がありました。

ところが、脳科学の世界ではそれは大きな誤解であって、実際には数学の達人が数学のことを考えているときの脳というのは、むしろ活性化していないということがわかっています。

なぜなら、その活動を処理する部分にのみ脳の集中が絞られているからです。

よく、「前頭葉が活性化する」などと言う人がいるのですが、それは脳が何をしたらいいかわからなくて、ある種のパニックを起こしている状態の場合もあります。

脳が活性化すれば良いというのは、高度経済成長のイデオロギーみたいなもので、経済が大きければ良い、猛烈だったら良いということと同類だといえ、集中力の高さとは比例しないということです。

たとえば、母国語と外国語の処理活動の違いもそこにあります。

母国語を処理しているときには、脳はやるべきことがわかっているので、活動が絞られています。

その一方で、外国語を処理しているときというのは、脳はパニックを起こしているので、いろいろなところが活動（模索）しているということがわかっています。

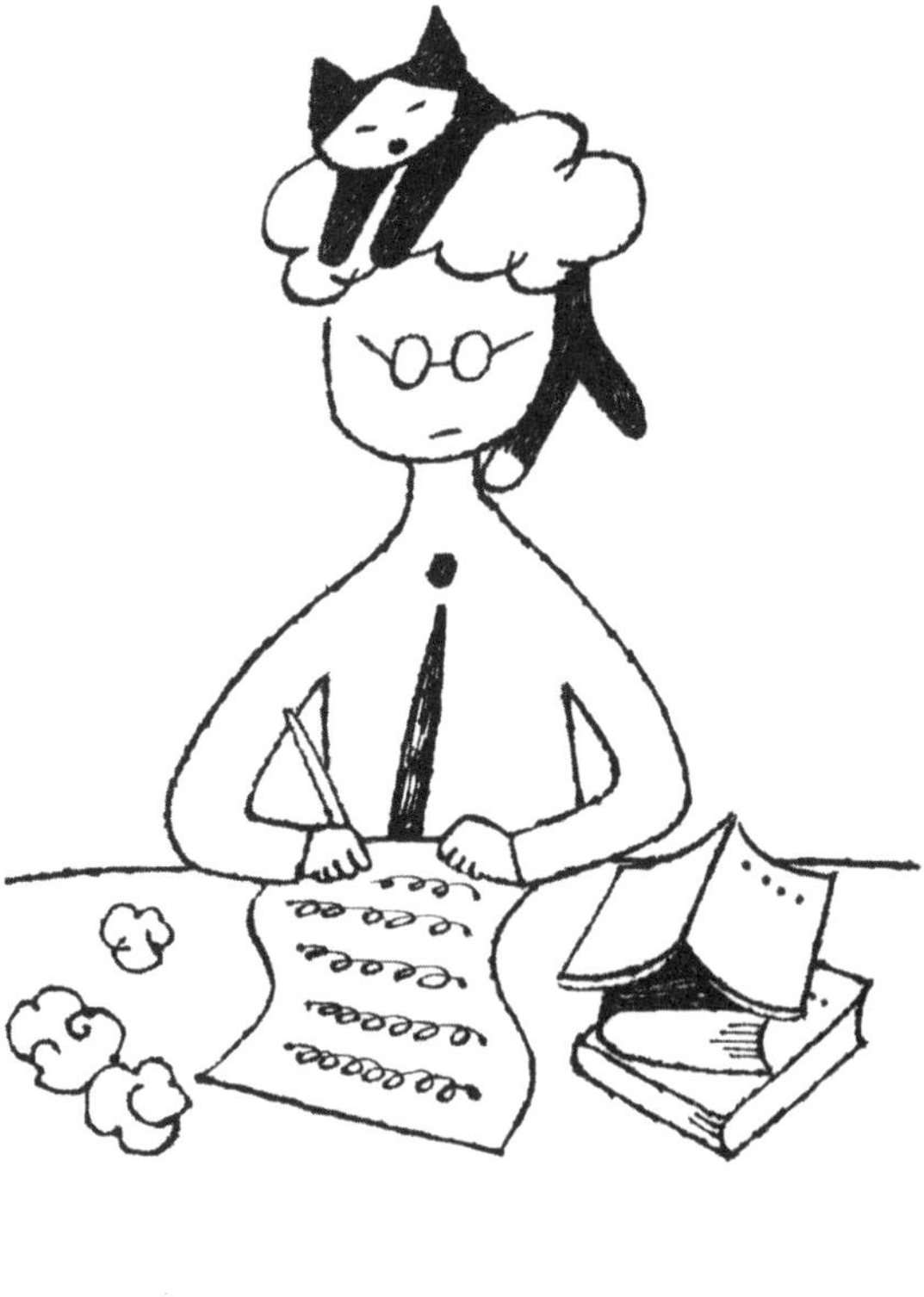

自分はどれくらい集中できるか見極めよう！

その模索しているモードというのは意味がないわけではなく、新しい事態に直面することで脳の前頭葉が「どうしよう」と考えているのです。

ところが、「集中する」というモードはそれとは違います。

先述したように、数学の達人が深く数学について考えているときというのは、脳の活動が絞り込まれている、あえてたとえるならば、静かな湖の朝のような**心身ともにリラックスした状態**です。

将棋をやっている子どもは勉強に集中する姿勢ができるとよく言われていますが、それはまさに、将棋以外のことを忘れて盤面だけに集中することで、脳を活性化させず、むしろ、脳の活動をひとつのことに絞るトレーニングを彼らが日々おこなっているからです。

集中に欠かせない「自分基準」とは？

インターネットがこれほど発達している現代は、独学しようと思っている人にとってはこれほどいい時代はないと私は考えています。

一方で情報過多の時代でもあるので、これほど余計なノイズが多い時代、人に右往左往させられてしまう時代はないといえます。

これだけ情報やライフスタイルが多様化し、選択肢の幅が増えたことによって、集中がしにくくなっていることも否めないでしょう。

私は起業家や起業家志望の学生と話す機会が多いのですが、起業に成功している人の特徴として、あまり世の中や人の意見に左右されていない傾向が見て取れます。

「自分がそれをどれくらい好きで努力できるのか」というとてもシンプルな考えや行動で起業して成功している人が多いのです。

最近の就活では、エントリーシートを提出する際にランキング上位50社に一括エントリーをする仕組みが出てきているようですが、このように自分のやりたい仕事、何に集中したいかということが明確でなく、さまざまな情報に右往左往してしまうタイプの学生というのは独学や自主性においては遅れを取ってしまいます。

「私はこの仕事がしたい」という意志をしっかり持って取り組んでいる人のほうがいい就

職ができると私は思っています。

このような情報過多の時代というのは、自分に基準があって、自律的に学びをやっていける人こそ集中力が高く、フローに入れます。

私自身も、勉強や読書における自分の基準が明確に持てるようになった小学校に上がった頃から、集中力が一気に加速していきました。

私はある学生科学展に小学校3年ぐらいから作品を出展していたので、作品をまとめる時期になると休日であっても学校に行って、朝早くから夜になるまで、先生の付き添いでずっと発表用の資料をつくっていました。

このような主体的に集中する経験を小学校低学年からしていたことが、今となっても大いに役立っているのです。

アインシュタインの脳と集中力

脳科学の世界では、前頭葉が発達している人ほど集中力が高い人だといわれています。

前頭葉とは、集中力をつかさどる脳の部位なのですが、この部位の発達が集中と深い関係があるのです。

天才物理学者のアルベルト・アインシュタインの集中にまつわるエピソードに、とても興味深いものがあります。

それは、アメリカのフロリダ州立大学の進化分類学者、ディーン・フォークらがおこなった共同研究によれば、アインシュタインの脳の写真を調べた結果、前頭葉が並外れて発達していたというものです。

私はこれまでのアインシュタインのイメージを変えるこの研究記事を読んで、驚きました。

アインシュタインといえば、相対性理論を編み出した「ひらめき」という印象を持っている人も少なくないでしょう。確かに、アインシュタインは「ひらめき」の天才でもあったはずです。

ところが、それだけではなく、彼には長時間継続して物事に取り組む集中力もあったということです。

アインシュタイン自身も、「自分は天才ではなく、人より時間をかけて研究に取り組んでいるだけだ」と語っています。

アインシュタインは十代のころから主体性や自律性が非常に高かったということが脳から解明された前頭葉の発達からもうかがえます。

誰でもゾーンを体験している

アインシュタインと比べることはできませんが、たとえば勉強が苦手な子どもでも集中力を全開させて、大好きなビデオゲームで無意識にゾーンを体験しているということがあります。

あるいは、友達と夢中で遊んでいて、気がついたらすっかり日が暮れていたというような経験は誰にでもあるのではないでしょうか。それこそがゾーン体験です。

このように、**実はどんな人でもゾーン体験をしているのですが、それがどういう分野でゾーン状態になるかということ**が大事になってきます。

ビデオゲームや遊びのときだけゾーンに入るというのは、やはりちょっと物足りない気がしませんか？

そこで、たとえば読書や英語の勉強などの分野でゾーン体験をすることでも、人生を豊かにするための集中力が養われていきます。

おそらく英語の勉強にしても、英語をしゃべったり、聞いたり、書いたりすることによってゾーンを経験している人は少ないでしょう。

日本語であれば友達と会話していてゾーンに入ることを経験しています。そこで英語でも脳を活かした集中法を身につければ、必ずゾーンに入ることができるようになります。

集中すれば、いろんなことが面白くなる！

集中力を手に入れると、必然的に退屈という言葉がなくなります。

これがどのようなことかを説明するために、ハンガリー生まれでアメリカの心理学者ミハイ・チクセントミハイが提唱している「フロー理論」のベースにある、ふたつのチャートというものをご紹介したいと思います。

ひとつめは、スキルと課題の関係です。

スキルよりも課題が上だと不安になり、課題よりもスキルが上だと退屈を感じるものです。

最高のパフォーマンスができるときは、まるで木もれ日の中にいるようにリラックスしていて、時間の経つのを忘れるほど集中している状態です。

このフロー体験の階段を上がるためには、自分自身によい意味での負荷をかけながら、課題とスキルを一致させる必要があるのです。

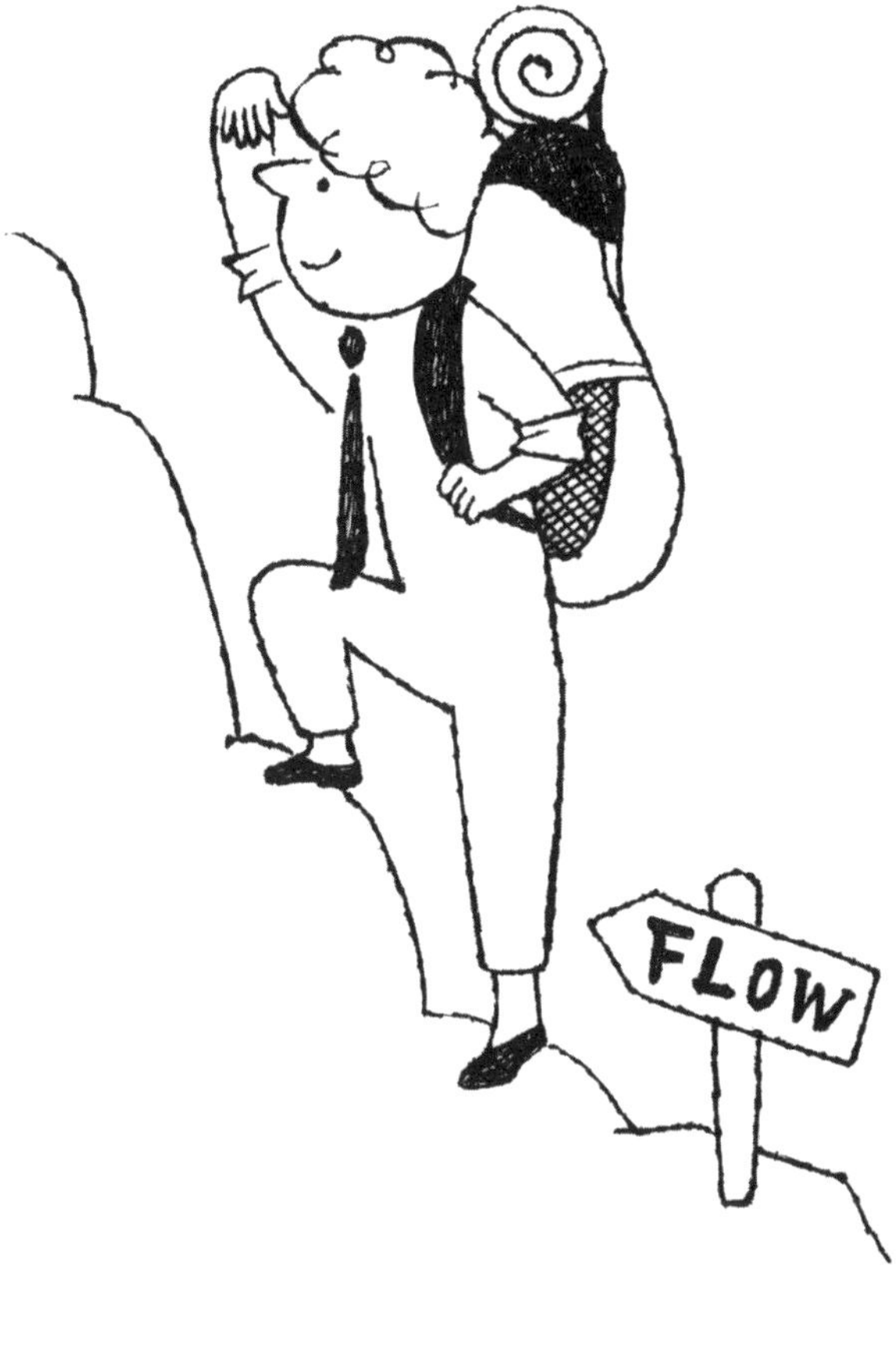

スキルとタスクが一致できればフロー体験が！

そしてもうひとつは、自分が何の活動でフローに入っているかというチャートです。実はこれが、集中脳を鍛えるうえではとても重要になってきます。

たとえば、読書や英語の勉強のほかにも、楽器を学んだり、絵を描いたりと、私たちは日々さまざまな活動をしています。

そのそれぞれについて、自分がどれぐらいフローに入れているかということを自己確認すると、自分の脳の癖や発達の現状が見えてくるのです。

そのような自分の現状と冷静に向き合うことで、まだフローに入れない活動と課題が見えてきます。課題が見えてくれば、スキルアップの方法がわかってくるので努力できるというわけです。

こうしたプロセスを経ることによって、次第にフローに入っていくことができるようになるのです。

現代人は集中が苦手？

「自分は集中力がない」

「何かと気が散ってしまう」

　そんな悩みを抱えている人も少なくないようですが、それは現代人の病と言ってもよいでしょう。

　最近よく言われているのは、「アテンション・スパン（attention span）」という言葉です。

　このアテンション・スパンとは、**ひとつのことに対して集中をどれぐらいの時間できるか**というもので、現代人は基本的にはアテンション・スパンが短くなっているのです。

　その理由のひとつに、年々社会が情報過多になっていることが挙げられます。

　社会が情報化しすぎたことで、一人一人のビジネスパーソンにかかる仕事量が圧倒的に増え、短い時間で多くの仕事を処理しなければならなくなりました。これは仕事の質、強度を強めなければ生き残れなくなっているということで、結局は脳のアスリートにならなければ輝くことができない時代になったということです。

また、アテンション・スパンは生活習慣とも深く結びついています。たとえばテレビを観るにしても、リモコンで簡単にチャンネルを変える「ザッピング」をしたり、テレビを見ながらインターネットをやったり、携帯を操作する「ながら視聴」をしたりする生活習慣が身についているからです。

現代人がひとつのことに集中できる時間というのが短くなり、集中を苦手としていることは事実なのです。

このような苦手意識を払拭するためには、脳を最大限に使うことが重要になってきます。ひとつのことにじっくり集中して取り組むことで、脳の資源が深掘りできるようになっていきます。

そういう意味でいえば、何でもすぐに退屈を感じてしまい、気が散ってしまう性質を直したいと思っている人は、特に集中力を徹底的に鍛えなおす必要性があるといえるでしょう。

集中の質が変われば タスク処理能力も大幅アップする！

先ほど述べたように、多くのビジネスパーソンが抱える問題として、自分がやらなければいけない仕事（タスク）があり過ぎて集中できないということがあります。

確かに、過大なタスクの問題もあるのですが、それはタスクを処理する能力の問題でもあるのではないでしょうか。

やるべきことがたくさんあるときは、何から先に始めるかによって、仕事を終わらせる時間が大きく違ってきます。

たとえば、二人の人間に同じ仕事量を与えたとします。その結果、一人の人間が1.5倍も速く仕事を終えたとしましょう。

なぜ、そのような差が生まれてくるのかといえば、集中して効率的に時間短縮をしているからです。

昔から脳科学でいわれているのは、タスクや作業の始めと終わりには集中度が上がって効率が上がるのですが、どうしても中弛《なかだる》みしてしまう傾向にあります。そこには能率曲線があると言ってもよいでしょう。

ある一定の時間にどれぐらいの仕事をできるかという視点から見た効率の問題が当然あるのですが、一方ではクオリティの問題があるということも忘れてはいけません。

今の時代は、やはりどれぐらいクリエイティブであるか、イノベーションを起こせるかということが勝負だといえます。

ゾーンに入るほど深く集中すれば、「効率を上げる」「素早くやる」ということと、クオリティを高くするということを両立させることは可能なのです。

有名な例としては、モーツァルトがものすごいスピードで曲を書いていたということが挙げられます。

彼は、適当に書き飛ばしていたのではなく、非常にクオリティの高い曲を世に次々と生み出していったのです。

また、漱石の妻の夏目鏡子の証言によれば、漱石も『草枕』を執筆していた当時は一高、東大で教えながら書いていたので、机に向かった瞬間からトップスピードで書き始めて、呻吟《しんぎん》することなく書き終えたといいます。かの有名な『坊っちゃん』にしても、おそらく1週間もかからないで書きあげたと言われています。

集中力を上げることで効率もよくなるし、クオリティも上がる。さらにいえば、独創性も上がるというのが集中脳の法則なのです。

第2章　脳を活かした集中力の高め方

集中力のある人ほどセルフモニタリングができている！

1999年にダニングとクルーガーという人が発表した論文に、「ダニング・クルーガー効果」という有名な研究があります。

これは、能力が低い人ほど平均よりも自分の能力が高いと間違った評価をするという傾向があるというものです。

たとえば、学生に試験を受けさせて、教室を出るときに、「君は全体の上位4分の1、その次の4分の1、次の4分の1、下位4分の1のどれに入ると思いますか？」と訊ねます。

すると、成績が下位の学生ほど自分を過大評価をし、上位であると思う傾向があります。

つまり、能力がない人ほど自分に能力がないことに気づけないということです。

対照的に、成績上位者ほど謙虚な姿勢を持つ傾向があるといわれています。

この研究で興味深いのは、成績が上位の人ほど自分自身の能力だけではなく、他人の能力を評価するときの正確さも持ち合わせている点です。

自分の成績が低いにもかかわらず、そのことに気づいていないということは、学習において極めて大きな問題になってきます。

たとえば、英語ができると思っている人で、英語の映画やドラマを見て、何となく英語が理解できた気分になっていることがありますが、実はよくわかっていないことに気づいていないのです。

英語の上級者ほど、自分の能力をリアルに分析している一方で、中学、高校ぐらいでちょっと英語ができた気になっている人ほど、自分の英語の力を過信しやすいということがあるわけです。

これは、集中力においても例外ではありません。

集中力を、このダニング・クルーガー効果にあてはめてみると、集中する能力が実際にはあまりないにもかかわらず、**「自分は集中力がある」と思ってしまうという過信は、集中力をアップするうえでの阻害要因**になります。

ですから、自分を客観的に見る力を身につけるだけでも、その人が持つ集中力はどんどん高まっていくのです。

アスリートでも、トップアスリートほど自分に対しては非常に厳しく、自分の状況を厳しく見ているからこそ、インタビューでも控え目なことを言うのです。

あたかも自分への監視カメラがあるかのように、客観的に自分を見つめる能力というのは集中力を強化するうえでは欠かせないのです。

「どれぐらい自分は集中できているのか、それとも集中できていないのか」「自分がどれぐらいゾーン状態に入っているのか、入っていないのか」

そういったことを常にモニタリングすることは、集中力アップを図るうえでは必要不可欠だといえます。

自分を客観視できる「メタ認知」で集中力を再認識しよう

皆さんは、「メタ認知」という言葉をご存知でしょうか。

これは、人間が自分自身を認識する場合において、自分の思考や行動を客観的に把握し認識するという意味です。

わかりやすくいえば、自分が朝、勉強や仕事をしているときに、部屋に取り付けられたカメラが自分のことを映しているように自分自身を見ているという感覚です。

たとえば、役者さんに話を聞くと、演技に集中しているときは、このメタ認知がほぼ例外なくできているように思います。

ラブシーンのような、何か没入していなければいけないようなシーンであればあるほど、演じる自分を客観的に見ている自分がいなければ、優れた役者にはなれないというのです。

実は、**何かをしている自分と、それを客観的に見ている自分を同時に感じているときは、うまく集中ができているときである**といわれています。

仕事をするときにおいても、同様のことがいえます。

たとえば、Aという仕事をやっているときに、Bという仕事が突然入って来ても、自分の状況を客観的に見ることができれば、適切な判断が可能になります。

さらにいえば、そこでBの仕事をやってからAに戻るという復帰も簡単にできるので、集中力を持続しながら、すごく柔軟な対応をすることもこのメタ認知によってもたらされるわけです。

女性が化粧するときに鏡を使うわけですが、鏡を使わないで化粧をするというのは罰ゲームみたいなものです。

この鏡にあたるのがメタ認知で、自分を修正することができなければ、自主性や独学に対する取り組みを改善することもできないわけです。この自分を修正し、自分を見つめるツールがまさにメタ認知なのです。

仕事でうまくコミュニケーションが取れない、あるいは恋人との関係がうまくいかないというときも、実は自分の言動に問題がある場合が多いといえます。

そのように、自分自身をきちんとメタ認知能力で客観的に見なければ、自分の置かれている状況を考えて「何に集中すべきか」ということを知ることはできません。

このように、メタ認知が集中力を高める上でいかに大きな役割をはたしているかということがご理解いただけたと思いますが、どうしても自分を客観視できないということであれば、そのメタ認知の助けをしてくれるコーチになってくれる誰かを見つけてください。

「キミの状況はこう見えているよ」と言ってくれる、第三者からのアドバイスが有効な場合があるからです。

ガットフィーリング（内臓感覚）を活かせば集中力も高まる！

日常生活においては、仕事の優先順位、ランチに何を食べるか、休みの日に何をするかなど、私たちは常に「選択」をしています。もっと大きなスパンで考えれば、人生においても同じです。

集中について語る上で見逃されがちなのは、その選択の中でいったい「何に」集中するのかという点です。ここを見落としてしまうと、ムダな時間を過ごしてしまうことになります。

何をやるとうまくいくのかということをきちんと見極めるためには、内臓感覚と呼ばれる「ガットフィーリング（gut feeling）」が欠かせないと言っても過言ではないでしょう。

このガットフィーリングとは、簡単に言えば「直感」「第六感」ということです。**集中力の優れた人というのは、「何となくこうしよう」と感じるようなときに、ある種の確信があることが多い**のですが、それはこの内臓感覚や直感によるところが大きいのではないでしょうか。

このガットフィーリングについての説明をするときにすぐに思い浮かぶのは、元内閣総理大臣の小泉純一郎さんです。

小泉さんが首相在任時に、郵政改革に集中したわけですが、あれはまさに、ガットフィーリングがなせる業《わざ》だったと私は思っています。

政治の世界では、争点をひとつの論点に絞って有権者に訴えかける「シングルイシューポリティックス」という戦術が使われます。

つまり、小泉さんは何をシングルイシューにすると勝てるのかというときに、政治家の第六感、このガットフィーリングに頼ったということです。

もちろん、これは何も政治に限ったことではありません。

ビジネスの世界では、たとえばアップル社がiPhoneを屋台骨とした商品ラインナップ戦略を推し進めていったときも、集中すべきことを絞り込むうえで、このガットフィーリングが必要だったわけです。

私は「直感力って鍛えられるんですか？」という質問をよくされますが、そのときはいつも「直感とは鍛えられるというよりも、誰でも持っているもの」だと答えています。

ではなぜ直感の強い人と弱い人がいるかというと、直感力においてカギなのは、「直感で動いていいいんだ」というように、自分自身にゴーサインを出せるかどうかだからです。

ここでひとつ言えることは、集中脳の主要テーマであるゾーンの階段に入るためにはどうしたらよいかというと、それは脱抑制の状態に入るということです。

ルールや常識、倫理などといったもので自分を固く縛ったり意識でコントロールしようとするのではなく、意識の抑制をはずしてあげることで、集中の潜在能力がどんどん発揮されていきます。

何に集中するかを判断する「決断力」を養おう！

決断、意思決定と集中というのは、非常に関連し合っているので、集中力がある人というのは決断力がある人であり、集中力がない人というのは、決断力がないということが往々にしていえます。

簡単にいえば「朝起きて何をするか」「今日のお昼ご飯何を食べるか」といった日常の意思決定もそうです。

なぜ、このような意思決定が集中力と深い関係があるのか。

それは、**集中力は意思決定によってなされる**からです。

そう考えれば、集中力を身につけるというのは、決断力を身につけることとかなり近いわけですから、「何をすべきか」ということを日々何回も決断することによって集中力もアップしていきます。

「この時間は何をすべきか」ということが決まらなければ、それに対して集中することはできません。

受験生であれば、「今、何の勉強をするのか」ということを決断する、社会人であれば、「今、何の仕事をするのか」ということを決断することです。

自分はどっちの方向に進んでいくかということを決断しなければ先へは進めません。そして、車のハンドルを切るように適切な判断に基づく決断が、集中するためには大事だということになります。

どんなことでも決断することによって初めて実現するものです。

つまり、それほど決断というのは重要であって、その決断の連続が人生であるわけです。決断できない人というのは何に集中するかということ自体を決められないので、集中力が高まらないということになります。

また、一度情報や行動の幅を広げておいてから、何かを決断して集中するトレーニングは意外と脳の働きを活発にさせ、集中するにはいいといえます。

私の場合でいえば、たとえば朝起きたときにはツイッターやメールを見たり、ニュースをチェックしたりしてから仕事に取り組むようにしています。

仕事の会議でも、最初にちょっと雑談をして、話の幅を広げておいて、「ところで」というかたちで一気に取り組むと意外と集中できたりするものです。

失敗する環境で学ぶことで集中力は高まる

最近ではよく語られる学習理論として「失敗を想定させない学習環境はよくない」という理論があります。

これがどういうことかといえば、失敗を想定しない環境では、本当に大事なことを学ぶのは難しいということです。

失敗を想定していない状況でのシミュレーションをいくら学習しても、いざそのような危機的状況になったときに、何もできないどころか、ときには状況を悪化させてしまう行動を起こしてしまうことも少なくないのです。

たとえば、先日起きた韓国のフェリー事故。

フェリー運航のシミュレーションなどで、本来はあのような失敗というのは絶対にあってはいけません。

フェリーであれば沈没してしまう状況が起こり得るという状況を設定してシミュレーションしなければいけないということです。

今回のフェリー事故でも、明らかに全体を広く深く見ることができて、万全の策を講じていれば、もしも船が傾き始めたときに、「その場にいてください」という船内放送を流すのは明らかに間違っていると気づけるわけです。

そのような判断ミスを犯してしまった背景には、おそらく緻密《ちみつ》なシミュレーションに基づくトレーニングを受けていなかったことがあるともいわれています。

それは、語学の学習でも同じことがいえます。

英語の勉強においても、失敗をすることは、とても大切なことです。たとえば失敗といっても文法的な失敗だけではなく、自然に英語を理解する過程では、社会のルールを読み違うという失敗をすることもあるからです。

たとえば、英語では「drop a brick」という表現があります。

これは、「言ってはいけないことを言ってしまう」というような意味で使われますが、たとえば子どもが友達とワイワイやっているときに、友達を傷つけるようなことを言ってしまう。するとその子が泣いてしまい、「あー、悪いこと言っちゃった」と感じる経験をしている子のほうが、大人になったときには人の心を思いやる発言ができるようになると言われています。

このように**失敗をする状況下であればあるほど、集中力をうまく働かせることができるようになっていく**といえるでしょう。

脳内編集で集中力を高めよう

簡単に集中できる状況で学んだことは、短期的には成績が良くなりますが、長期的に見ればその人のスキルを上げることにはならないという学習理論があります。

その一方で、邪魔が入ったり、途中で中断しなければいけなかったりと、集中が難しい状況で学んだもののほうが、むしろ長期的なスキルは上がるという研究があり、これを、「desirable difficulty（望ましい困難さ）」といいます。

ロバート・ギルフという人がおこなったおもしろい研究があって、たとえば子どもが３フィート先のところに何かものを投げるというようなトレーニングをするとします。

そのときに、３フィートの距離から投げる練習だけをした子どもと、３フィートだけではなく、２フィートや４フィートといった様々な距離で投げるトレーニングをした子どもでは、実は後者の方が３フィートにものをうまく投げられるというものです。

この「望ましい困難さ」というものを考えたとき、**「一連の流れでやれば集中できます」というアプローチより、様々なケースを想定してやったほうが、かえって効果的な集中ができるということです。**

実際の集中の世界というのは、仕事であれば上司からメールが来たり、どこかへ出かけなければいけないなど、いろいろな邪魔が入るのがあたり前です。日常生活でも家事があったり、ご飯を食べなければいけなかったりと、集中を続けられない要因はいろいろあるわけです。

こうした状況のもとでも、集中できるようなトレーニングを普段からしなければ、理想的な状況のもとでだけ集中するトレーニングをしてもそれほど効果は期待できないということです。


私は集中したいときにはクラシック音楽を聴くのが好きなのですが、クラシックの専門ラジオで聴いていたりすると、たまたま自分の好きではない音楽が流れることもありますが、それでも私の集中力が落ちることはありません。

ここで大切なのが、「脳内ブリコラージュ」という集中トレーニングです。

ブリコラージュというのは、今ある環境で新しい物を作り出すという意味なのですが、つまりはあり合わせのものでもそれをうまく活かして集中することを学ばなければいけないということです。

集中するときの難しさのひとつに、たとえばあることをやるときに、簡単に集中できる状況と、そう簡単には集中できない状況が必ずあると思います。

でも、本当に集中できる人は、それを本能的に知っているので、完璧に集中をするためにはどうあるべきかという原則をあえてつくらずに、今自分が置かれている状況を受け入れながら、それでも集中することを学んでいるのです。

たとえば、仕事をしているときに、上司から電話やメールがあったり、家で勉強をしていても家族が話しかけてくる。

そのような「文脈の介入」がある状況のもとで集中するためには、その文脈に対応した後で、あらたに集中しなければならないので優先順位の決断、そして脳内ブリコラージュという日頃からのイメージトレーニングが必要になってきます。

雑談が上手な人は、集中力の高い人

皆さんは、「コ・クリエーション」という言葉をご存知でしょうか。

コ・クリエーションとは、商品やサービスを開発する際などに、顧客にそのプロセスに参加してもらうことで、顧客の経験価値を高める戦略です。

この方法によって、企業だけでは気づかない新たな価値を創造する可能性が高まるようになってきたのです。

つまり、集中力といっても、ひとりだけではなくて、複数の人がかかわる集中力もあって、日本人はひとりでの集中が比較的得意な一方で、複数の人がかかわる会話などにおける集中が苦手だといえます。

ここでひとつ、おもしろい事例を紹介したいと思います。

雑誌『ニューヨーカー』の記者として活動するかたわらで著作活動を始めて、ベストセラーを生み出し続ける売れっ子作家のマルコム・グラッドウェルの書いた『ダビデとゴリアテ』という本があります。

この本では、「失読症の人が意外と成功するケースが多い」ということに注目していて、文章を読むのが大の苦手なあるひとりの少年が登場します。

彼は学校の成績も悪かったし、親には誰にでもできる単調な仕事をやりなさいと言われていたのですが、そこから思い立ってロースクールへ行くことを決意します。

そして、ようやく弁護士になったのですが、彼は文章を読めないので、法廷では相手の弁護士や証人が言ったことをすごく集中して聞いていて、ちょっとでも矛盾があるとそこを突くというやり方で連戦連勝、何と全米一の法廷弁護士になってしまいます。

このような事例からわかるように、集中とは何もひとりでおこなう場合だけではないということです。

日本人はひとりで文章に対する集中ばかり気にして、文章の細々《こまごま》とした間違いといったことを見つけるのが得意な人は多いと思います。

ところが、相手の話を1時間くらい聞いていてその論理の矛盾がどこにあるのかといった本質的な問題を抽出するというようなことは苦手なのではないでしょうか。

その理由は、日本人の学習はペーパーテストが中心なので、たとえば議論の中での論点を見つけ出し、集中して会話をするということが苦手なのです。

それゆえに、多くの方が「雑談」を苦手としているのではないでしょうか。

一方、ハーバード大学の面接は、ある意味においては雑談がどれだけできるかということでもあるのです。

つまり、雑談に集中するということは、**いかに議論の中での論点を見つけ出し、集中していかに会話を盛り上げることができるか**にかかっています。

日本人は概して、雑談の中にある筋をとらえることがほとんどできないのではないでしょうか。これからはできるだけ多くの雑談をしながら集中して筋を追ってみてください。ほんとうは、どんな雑談もきちんと筋を通さなければ意味がないということを学んでください。

それはまさに、集中する力を鍛える重要な機会であるともいえるでしょう。

集中すればするほど、切り替えはうまくいく！

集中して何かを始めても、パッとやめて次のことに切り替えられるかというのは、何かひとつのことをずっとやるというよりも、集中力を高めるうえではすごく大事なことだといえます。

このような集中法を習慣化していくと、パッと集中して、パッと離れるという集中ができるようになっていくからです。

実は、これが意外にも重要なことなのです。

ちょうど今、ＮＨＫ連続テレビ小説の『花子とアン』が話題になっていますが、『赤毛のアン』の原作者であるルーシー・モード・モンゴメリという人は、作家を志した初期のころに、郵便局や新聞社で仕事しながら、原稿を書いていたといいます。

オフィスでやらなければいけない仕事をやりながらも、空いた時間にパッと切り替えて集中して原稿を書く。そうして誕生したのが、名作「赤毛のアン」だったわけです。

これは私の経験からも言えることなのですが、たとえ細切れの時間でも、集中することができれば仕事はサクサクと進んでいくものです。

そういった細切れの時間を生かすことが、その人の能力を少しずつでもアップさせてい

く と私は考えています。

ここでの重要なポイントとは、**集中する能力は、集中の対象を切り替える能力とも関係しているということです。**

集中力が高い人というと、何かひとつのことをずっとやり続けるというイメージがあるかもしれません。

でも実はそうではなく、意外とみんなが見落としがちなのは、あれこれと多様なことをパッパッパッと切り替えてやれる人は動的な集中力が高いということなのです。

集中力のある人は周辺視野が広い!

剣術家として有名な宮本武蔵は『五輪の書』の中で、次のようなことを伝えています。

「相手の〝剣先〟ばかりを見てはいけない。全体を〝ぼんやり〟見ることが、勝負には非常に大切になってくる」

つまり、宮本武蔵の場合でいえば剣術や兵法として、たとえどこから敵が攻めてきてもいいように、全体を柔らかく見ることによって、戦いに集中できるというわけです。

人間は、ついつい自分が今注意を向けているものばかりに気が向かいがちですが、集中できる人というのは、**この周辺視野が非常に広い**といえます。

人間の脳というのは、視野の中心にあるもの以外にも、内的な注意を向けることができるようになっています。たとえば、レストランで働く一流のウェイターは、お客さんの様子を隅々まで把握していて、その一挙手一投足を見逃すことがありません。

この周辺視野は、集中するときにだけ大いに役立つのではなく、人生を切り開いてくれる新しいアイデアや突破口となる何かをもたらしてくれることがあるのです。

それこそ、仕事上のアイデアで行き詰まったとき、周辺視野の中で何か気になるものがないかと点検してみてください。そして、それを見つけたら、しばらくその気になるものに焦点を当ててみるのです。

また、「出会いがない」と嘆く人も、周辺視野に目を向けてみてください。

たとえば仕事の打ち合わせのときに、となりのテーブルにいる人を気にしてみる。あるいは美術館で自分の視野の中を横切った人を気にしてみる。そこに、自分の人生を変える人がいるかもしれません。

もし周辺視野にあなたの心を動かす何かが現れたら、その一点に集中して、即座に行動してみましょう。躊躇《ちゅうちょ》していると、「その一瞬」を逃してしまいます。

私自身、子どもの頃に蝶を追いかけたことは、周辺視野と集中力を鍛えるのに大いに役に立ちました。

お目当ての蝶が視野に入ってきたら、瞬時に反応して走り出す。少しでも気づくのが遅れてしまえば、蝶はもう逃げてしまいます。

あのようなイキイキした感覚を、大人になって文明の中で生きる中でも忘れまいとしています。そのためには、何よりも心の余裕を持つことです。

どんな仕事にしても心の余裕を持つことで、見ているところとは違うところに注意が向けられる。それによって周りが見え、より集中できるようになります。

楽しみながら集中力を磨く「お祭り的集中法」

私の友人で「集中力のある人は誰だろう」と考えたとき、真っ先に思いついたのが、ウルトラテクノロジスト集団チームラボ代表の猪子寿之さんです。

彼はプログラマ・エンジニア、数学者、建築家、デザイナー、アニメーター、絵師など、様々なスペシャリストを束ねる一方、最大のパフォーマンスを実現させています。

そういう猪子さんの集中力というのは、やはり並大抵のものではないと感じます。

では、彼の集中力の源泉はどこから来ているのか。

それは「お祭り的な集中力」から来ているのではないかと考えています。

猪子さんは徳島県の出身なので、ずっと阿波踊りをやっていたそうです。

今でも毎年仲間を連れて阿波踊りを踊りに行っているそうなのですが、彼の仕事であるチームラボでの取り組みを見ていても、お祭り的にみんなで集中することで多くのことを成し遂げているように思えます。

もっとわかりやすくたとえるならば、『ソーシャルネットワーク』という映画の中で、主人公のマーク・ザッカーバーグがfacebookを創立したときに、その採用試験でハッキングの腕を競い合うシーンがありました。

これがまさに、「お祭り的集中力」だといえます。さらにいえば、最近ではIT業界で「ハッカソン（hackathon）」という言葉が流行しています。

これは「ハック」と「マラソン」を組み合わせた造語で、プログラマーたちが技術とアイデアを競い合う開発イベントの一種です。

このように、お祭りにおいては、「集中する」ということが重要で、一晩中踊っている阿波踊りのように、とぎらせることなくひとつのことを持続させる集中力もあるということです。

実際に、**私が意識している集中のイメージというのは、朝起きていきなり「お祭り」というイメージ**です。

朝起きて、いきなり集中力をトップスピードに入れ、毎日の日課である「朝の連続ツイート祭り」が始まります。

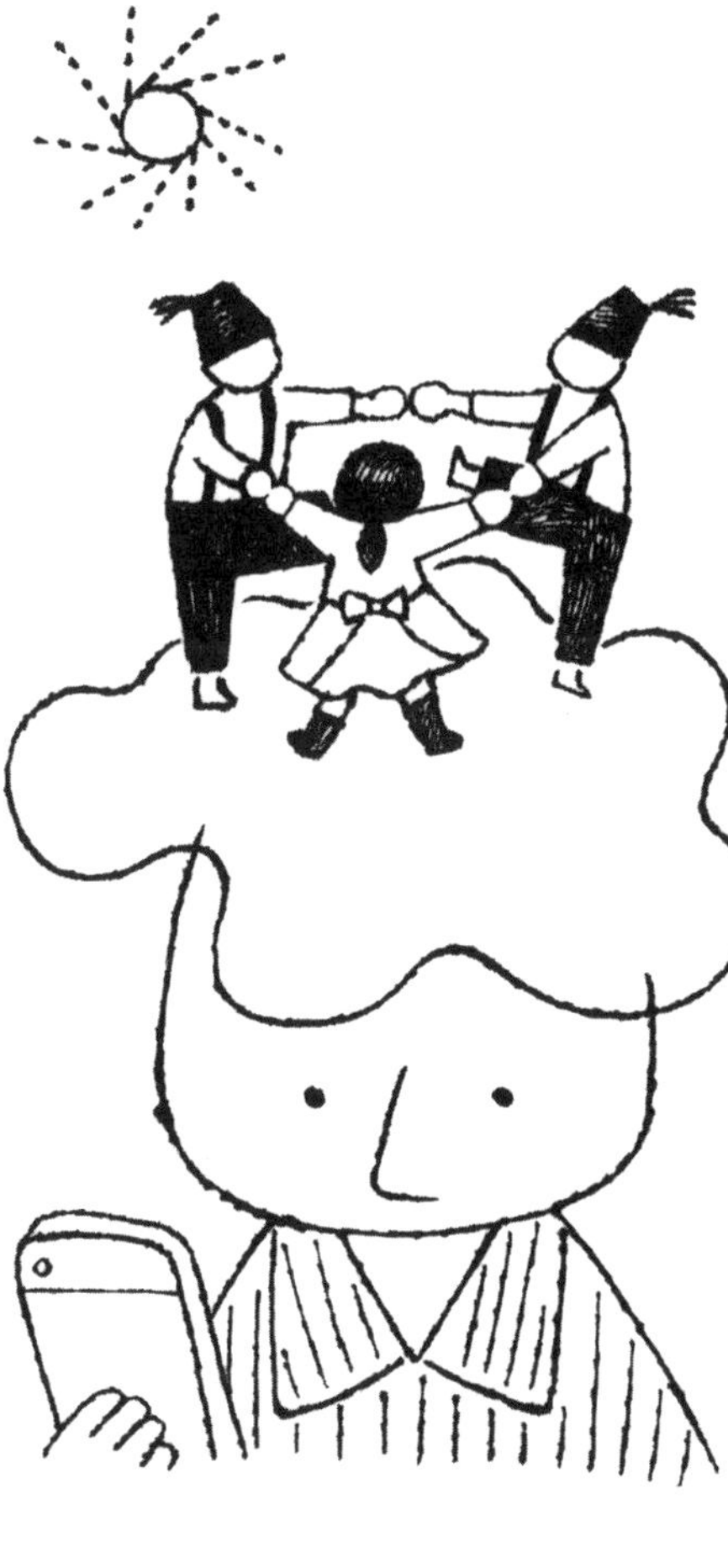

朝起きたらいきなり「お祭りモード」に！

私が毎日やっている連続ツイートは、そのときどきの気持ちや思っていることを即興で書き綴っているのですが、まさに「お祭り的な集中力」でツイートし、おもしろいコメントに対しては返事をしたりというように、朝からいきなり脳がお祭りモードに入っていくのです。

つまり、ここでいうお祭りというのは、**脳を普段とは違うモードに入れる**ことです。

それは、**自分で自分を盛り上げる**ということです。

「お、俺ってすげえ、自分新記録だ」といったように……。

あるいは、「自分金メダル」とか「自分横綱」とか、「自分チャンピオン」とか。そういった感じで、勝手に自分で自分を盛り上げて行くのが、「お祭り的集中」の本質です。

オランダの歴史家であり、名著『ホモ・ルーデンス』で有名なヨハン・ホイジンガは、「遊びとは何か」ということを厳密に定義したうえで、人間のさまざまな行動を「遊び」という概念から分析しています。遊びは、ある特定の時間や空間の中で成立するとホイジンガは説いていますが、「お祭り的集中」とはまさに「ここから先の時間はツイッター祭りだよ」、あるいは「ここから先は原稿祭りだよ」などという感じで、特定の時間と空間をお祭り的時空に区切ることによって、あるひとつのことに集中することを意味します。

仕事や勉強にしても、ダラダラとやっていると、「今、自分は何の祭りのときなのか？」ということがわからない、すなわち集中モードに入れないということになるのです。

「お祭り的集中」をするためには、**熱狂的な集中状態と、ものすごいエネルギーの集積が必要です。**

それは一気に脳がトップギアに入る集中法なので、他人を巻き込んで集中するときにも有効な手段だといえます。

そもそも集中というのは、これまで述べたように何もひとりでやるとは限りません。チームワークで集中することを「お祭り化」してしまうことで、その集中力は何倍にもなることがあるのです。

ゲームとして考えれば、楽しみながら集中力をアップできる

ところで、皆さんは「ゲーミフィケーション」という言葉をご存知でしょうか。

これは、日常生活の様々な要素をゲームの形にするという「ゲーム化する（gamefy）」から派生し、２０１０年から使われはじめた言葉です。

ゲーミフィケーションは、ある意味で「お祭り的集中」とも共通する一面を持つと言えるでしょう。

もっと簡単にいってしまえば、本物のゲームで考えてもいいわけです。

たとえば、マリオカート祭り、ゼルダの伝説祭り、あるいはマインクラフト祭りとか、カンタイコレクション祭りといったように、実際のゲームをするときはごく自然な状態で楽しみながら集中してやっているわけです。

そのイメージを仕事や勉強、あるいは朝起きたときなどに応用してみればいいのです。

では、どのように仕事や勉強に応用していくのか。

実はカンタンです！　「お祭り男」「お祭り女」になってみてください。

お祭り人間になるということがとても大事であって、それは集中力を高めるトレーニングになっていきます。

たとえば、会社の忘年会や歓送迎会で幹事をやったり、プライベートでもちょっとしたパーティやイベントなどを仕切ってみる。

そういうお祭り的なことを進んでやってみてください。

これは意外かもしれませんが、集中力が高い人というのは、パーティや飲み会といったときでもリーダーシップが取れる人が多いものです。「じゃあここで一本締めしましょう」というように、場を仕切れる人というのは、「お祭り的集中法」を実践していて、さらにはチームワークという意味においても、他人を巻き込む力があるといえます。

なぜなら、結局のところ集中力というのは、自分自身をいかに巻き込むことができるのかという力に他ならないからです。

そのように考えれば、他人を巻き込むことがうまくできない人は、自分をうまく巻き込むことができないものです。

集中できない人は、「ああ、自分のやっていることって、どうせそんな意味ないし、俺もうだめだし」という集中とは正反対の自己暗示をかけてしまっていることが多いといえます。

集中力を高めるゲーミフィケーションを活用する

仕事や勉強をゲーム化しながら集中することも、集中力をアップさせるトレーニングになります。

そこで重要なのは、ゲームになくてはならない**ルールと報酬を明確にする**ことです。どんなゲームにしてもルールがあって、ルールに従ってやるからおもしろいわけです。

そして、もうひとつは報酬です。

報酬と言ってもさまざまであって、それは他人からのほめ言葉であったり、給料が上がることもそうです。

　そういったものは、すごくわかりやすい報酬だといえるのですが、実は**ゲームにおいては、仮想の報酬をつくりだすことができる**のです。

　たとえばテレビゲームで最後のボスキャラを倒すとエンディングになって達成感を得られるのですが、よくよく考えてみると、エンディングになったからといって、別に人生において何の得をするわけでもありません。

　ゲームにおける報酬というのは、リアルのものではなくエアのものだったりするので、都合よくつくりだしていいわけです。

　それがすごく重要なポイントで、ゲーム化することで**集中力を高めるときの報酬を決めるのは自分**だということです。

　つまり、ゲーム化することの本当の目的とは、価値を自分でつくり、楽しみながら何かを成し遂げることなのです。

　有森裕子さんが、アトランタオリンピックの女子マラソンで言った、「初めて、自分で自分をほめたいと思います」という永遠の名言があるように、自分で自分をほめるやり方というのはたくさんあって、それこそがゲーム化することの本質だといえます。

自分で自分をほめるというと難しく感じるかもしれません。

でも、自分で自分に賞をあげたり、自分で自分に点数をつけたり、そういうことでも十分です。たしかに、**社会的には何の意味もないかもしれませんが、自分の脳にとっては十分うれしいこと**になるわけです。

リアルではない報酬であってもドーパミンは出ますので、ゲーム化することで集中するという方法は非常に有効だといえます。

自分で自分をほめることができるというのはとても重要な才能です。日々の仕事の中での世間の評価は、当てにならないときもありますので、自分で自分をほめることはきめ細やかにできますし、それが自分自身を客観的に見るということにもなります。それはまさに、自分との対話です。

自分と対話して自分を評価して、時にはダメ出しもする。なぜなら、報酬というのはダメ出しもしないと機能しません。ですから、「今日はダメだった」ということもきちんと自分でいえないといけません。

すなわち自分で自分を適切に評価する、審判になることができる人だけが、ゲーム化で集中力を高める達人になれるのです。

集中できるようになればゲーミフィケーションが邪魔になる⁉

このようなゲーミフィケーションを活用して集中力をアップさせるというのは、集中できない人が最初の段階で使う手段であるということを付け加えさせてください。

というのも、集中することにある程度慣れてくると、特にこのゲーミフィケーションをする必要もなくなってくるからです。

ゲーミフィケーションというのは、すべてのことがルール化できるわけでも点数がつけられるわけでもないからです。

ですから、集中するという習慣がない人がやると効果的なのですが、**本当に集中して仕事や勉強をしていたら、きっとそのうち邪魔になってくる**はずです。

わかりやすくいえば、ゲーミフィケーション集中法というのは、自転車でいうところの補助輪みたいなものなのです。

私はよく、ストップウォッチで時間を測って「タイムプレッシャーをかけて仕事や勉強をしましょう」と言っていますが、これも補助輪と同じ役割を持っています。

それをやるうちに、どんどん集中する力が身についてきたり、集中する習慣ができると、いちいち時間を測るのはかえって面倒な作業になってくるので、タイムプレッシャーも必要なくなっていきます。

それはコーチングにも似ていて、コーチングもいいのですが、ずっとそれに頼ってしまうと、その先の成果が上がりにくくなってしまいがちになるのと同じです。

ですから、自分自身で「集中力がついてきたな」と思ったときには、ゲーム化やタイムプレッシャーなどの補助輪を外すときだということを覚えておいてください。

to do リスト管理ソフトは集中力を妨げる⁉

私は、どんな人も自分という会社のCEOだといつもいっています。

それは、誰もが日々の中で、仕事やプライベートを含めていろいろな活動＝業務をおこなっているからです。

たとえば、何かをやるにしても、誰かに会うというのもそうです。でも、そのような to do リストの中で、大抵みんないっぱいいっぱいになっているのではないでしょうか。

限られた時間と空間の中で誰と会うべきなのか。そこには、非常に高度な判断力が必要になってきます。それをやってくれるのはコンピューターソフトでもシステム手帳でもなく、直感を働かせるのが一番というのが私の考えです。

どんな人間でも、やるべき to do リストがあると思います。

ですが、おそらく今、**世の中に出ているカレンダーソフトや仕事管理ソフトの to do リストというのは、真の意味での集中を生み出すツールにはなりにくい**というのが私の意見です。

私自身、何度かこれらのソフトで to do リスト管理をしようとしたことがあるのですが、集中の妨げになる場合が多くあったので使うのをやめてしまいました。

ではなぜ、このような to do リスト管理ソフトが集中の妨げになってしまうのか。それは、集中力を司る前頭葉のかなり高度な働きと関係しています。

まず、前頭葉がおこなっている to do リスト管理に比べたら、このような to do リスト管理というのは、あまりにも原始的で柔軟性がないと言わざるを得ないからです。

一般的に、忙しい人ほど何十、何百ものタスクがあるので、消化しきれないことが山積みになっているケースが多いといえます。

でも、to do リスト管理ソフトに頼っていては、それはただ順番に消化していけばいいわけではなく、優先順位をつけなければ効率よく集中して何かをこなしていくことはできません。

たとえば、自分が目にした資料があって、「この資料をもとに、あれをやったら良いものができるな」といった脳のコンディションによるひらめきや発想で「これをやるべきである」ということもあります。

あるいは、たまたま誰かがいたから、その人とやれることはこれだからということで to do リストが決まることもあるわけです。

集中力を高めるために最も大事なのは、この to do リスト管理をどうするかということでもあります。

大抵の人はやるべきことがいっぱいいっぱいになっていて、積み残してしまい、優先順位をどうつけるかということがうまくできていません。

それぞれの人にポリシーがあるはずなのですが、それは脳からの指令、すなわち直感でやるに限るのです。

to do リストは常に、忘れていたことをやらなければいけない、突如新しい案件が入ってくるというようなときに更新されていきます。

その中で、何をやるべきかというのは、前頭葉が直感的に意思決定をするものが大きいだけではなく、そのことをうまく進めるうえでも大きな役割を担っているからです。

ひとついえるのは、**「とにかく、今は何をやろうか」とだらだらと考える時間は少なけれ**

ば少ないほうがいいということ。

つまり、どんなことでもやれば、その分先へ進むのですから、to do リストをつくったりあれこれ考えたりする前に、やるべきことをやってしまったほうがいいというのが集中する上での第一の鉄則だということです。

思い出したときがやるべきとき

もうひとつの鉄則としては、心の中で引っかかったものはやったほうがいいということです。

何かに集中していると、あるときふとやるべきことが頭に浮かんでくることがあります。それこそ、「あ、あれやるのを忘れていた」といったように……。

このように思い出したことというのは、大抵の場合優先順位が高くなるべきものだったりします。それは、なんらかの理由で脳から戻って来ているのです。

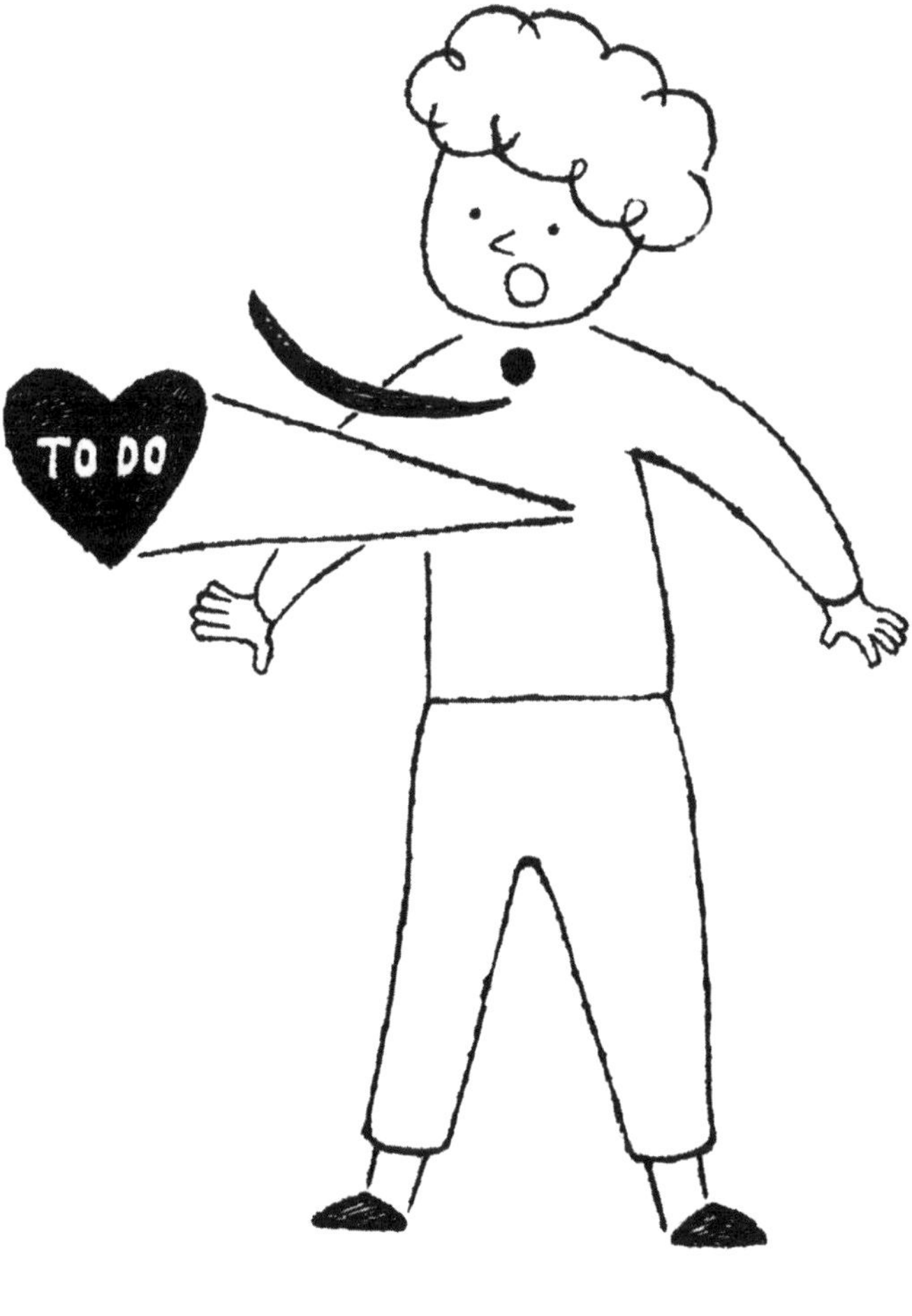

心に引っかかったものをまずはやる！

つまり、**無意識から上がってきたtodoリストというのは、なるべく優先的にやったほうがよい**ということです。

むしろ、そのときにやらないと、また忘れてしまうかもしれないからです。

脳の中でのtodoリストというのは、まさに思い出したときがやるべきときだということを覚えておいてください。

脳というのは、**無意識の状態であっても、常に何かの準備をしているもの**です。逆に、脳の中でそれが準備できていないときにやろうとしても、うまくいかないことが多いのです。

何より、todoリストを手帳に書いている時間がもったいないということもあります。そんな時間があるぐらいであれば、もう瞬時に何か始めて、優先順位は自分の脳の中でやるというのが集中のトレーニングになるのです。

一番危険なのは、コンピューターソフトやシステム手帳でtodoリスト管理をして、仕事をしている気になってしまうことです。

でも、脳はオープンシステムなので、やるべきことも日々変わりますし、それは、人との出会いや環境の変化によっても変わっていきます。

固定化された to do リストは基本的に脳にはなじまないということをここで認識してほしいと思います。

ですから、コンピューターや手帳、あるいはスマホで管理されている to do リストに頼り切るのではなく、自分の無意識と対話して、準備ができているものを優先してみてください。

このように、いくつかの経験則みたいなものがあって、それをいかに集中してうまく回せるかというのが、その人の to do リスト管理の、あるいは本質的なところだといえるからです。

常に脳の中の to do リストをメンテナンスしておく

誤解がないように言っておきますが、もちろんスケジュール的な管理をするために外部記憶に頼ることはＯＫです。

私自身、実際にパソコンやスマホでスケジュール管理をしています。

ただし、ここでの重要なポイントとは、**to do リストに関して脳はかなりの能力を持っている**ということなのです。

それこそ同時並列的にやるべきことがいろいろあるときに、脳は今ある現実を敏感に感じ取って、優先順位をつけているのです。

「ああ、そろそろあれをやらなくちゃいけない」ということにしても、誰もが感情によってそれを脳に伝えていくわけです。

それをカレンダーソフトなどの外部記憶に頼ってしまうと、それは自分の脳の中から出てきたものではないので、感情や体がそれに伴って反応しにくくなってしまいます。

社会的な地位が高く秘書をつけている人や、大勢の部下がいろいろ手助けしてくれるという人に特有のリスクもこのような外部記憶に頼ってしまうというところにあったりします。

秘書が「きょうのスケジュールはこちらです」といったものを渡してくれる状況になる

と、脳の to do リストを管理する能力がどんどん衰えていってしまうからです。
これは教育でも同じことがいえるのですが、親や教師が「これをやりなさい、あれをやりなさい」といったように指示をしていくのも、脳の中の to do リストが育まれないリスクがあるということです。

もともと人間の脳には、「次は何をやろうか」と判断する力が誰にでもあるので、心や体の乗った状態での立ち上がり、すなわち脳の生きた to do リストを大事にしたほうがいいということなのです。

そのような脳の to do リストのメンテナンスをするために、私は朝起きたときなどにちょっと散歩しながら、「今日は何をしなくちゃいけないんだっけ？」ということを自分自身で思い返すことをしています。

ビル・ゲイツやスティーヴ・ジョブズも、やはり記憶の整理や to do リストのメンテナンスのために歩くということを大事にしていたといいます。

なぜ、このようなメンテナンスが大事かといえば、集中するために必要な脳の条件というものがあり、そのひとつに頭の中がしっかりと整理されているということが挙げられるからです。

誰にでも経験があると思いますが、思春期にいろいろ進路のことや勉強、あるいは恋愛のことで悩んでいるときというのは、集中しようと思っていてもなかなかできないものです。

頭がモヤモヤしていたり、何か引っかかることがあったりするような状況では、集中など到底できません。

そこで、集中できるためには頭をクリアにしておかなくちゃいけない。では、どうしたらクリアにできるのかといえば、まさに散歩して脳の中を整理する回路を働かせればよいのです。

これは**デフォルトモードネットワーク（default mode network）といって、脳を整理整頓して集中するための準備をする**働きです。

ですから、朝起きて歩く、シャワーを浴びる、お風呂に入る、睡眠をしっかり取るなど、その人にとってリラックスできることをおこなって、頭の整理する働きを作動させるということが、集中するためには大事になってくるのです。

脳の to do リストで問題解決の糸口が見つかる

何かモヤモヤしていて、「集中できないな」と思ったときには、ちょっと散歩に行って「何でモヤモヤしているんだろう」といった具合に、自分と対話をしてメタ認知をし、問題解決の糸口を見つけることが大事なことのひとつだと思います。

「今、自分は集中できる状態にあるのかどうか」

そのようなことを、脳の to do リストでモニタリングできているかどうかということです。

たとえば、マサチューセッツ工科大学の集合的知性研究所（Center for Collective Intelligence）が出した論文の中に、集合的知性のパフォーマンスを上げるためのひとつの大事な働きについて述べているものがあります。

またチームリーダーが、最近チームでの仕事がうまくいっていないと思うとき、散歩に出かけ、歩きながら「チームとして仕事に集中できていないのは、何が問題なんだろう」と考えることによって、その原因が浮かび上がってくるというものです。

これは、「社会的感受性（social sensitivity）」のひとつの例です。

そのようなときには、「ああ、そうか、あいつの態度が最近ちょっと変だから、それが気になってみんなが集中できないんだ。」「じゃ、何であいつ、あんなふうな変な態度を取っているんだろう」といったように、意外と根本的な問題に気づくことがあるものです。

そういう形で常に脳のto doリストをモニタリングして、整理整頓しておくと、問題解決の糸口がそこから見つかることが多いということです。

このような脳のto doリストをモニタリングする絶好の機会こそ、朝の時間だといえます。なぜなら、**睡眠をしっかり取って起きた朝というのは、脳が整理されたベストの状態**だからです。

さらにいえば、脳のto doリストにはいろいろなスケールがあって、「今日、何をやらなければいけないのか」という短期的なものから、あるいは「1年後、10年後に自分は何をやりたいのか」という長期的なものまでがあります。

朝、脳のto doリストをモニタリングをするというのは、どちらかといえば「今日、何をやらなければいけないのか」という短期的な脳のto doリストを確認することです。

逆に、友達とお酒を飲みながらワイワイしゃべったり、夕方散歩したり、旅に出ておこなうような脳のto doリストのモニタリングというのは、長いタイムスパンでの脳のto doリストを考えるうえではいいでしょう。

たとえば、先日アメリカでの学会のときに、アメリカの公共テレビ局PBSの「Closer to Truth」という番組で、「人間の意識」というテーマでインタビューを3時間ほど受けました。とても見ごたえのあるカメラワークで、カッコいいインタビュー映像を撮ってもらったのですが、とてもエキサイティングな経験になりました。

それこそ、話をするのが面白くて、「意識と脳神経はこうだ」というようなことを言っているときには、話が頭の中で暴走して、英語が乱れてしまいましたが、そんなときに、完璧なOxbridgeの英語（オックスフォード大学やケンブリッジ大学で話される英語）でインタビューを答えている自分を思い描き、こういう「興奮できる仕事」がしたいんだな、「あー、自分はやっぱりこういう方向に進んでいきたいんだな」という、長いスパンでの脳のto doリストが未来のビジョンとして少しずつですが見えてきたように思います。

集中力を高めるために「not to doリスト」をつくってみよう

集中できない人は、「やらなくてもいいこと」に多くの時間を費やしていることが多いといえます。

もちろん、誰にでも「自分がやりたいこと」は必ずあるはずです。

でも、脳のto doリストを冷静に分析してみると、努力をしてもあまり意味がないものが、出てくるのではないでしょうか。

ここで問題にしたいのは、**「not to doリスト」**、すなわち**「してはいけないこと」はどんなことか**、ということです。

私の場合でいえば、以前メルマガを1年ぐらいやっていたことがありました。

でも、メルマガをやっていて、あるとき「これは僕がやりたいことじゃないな」と思って、自分の not to do リストに入れてメルマガを終了したのです。

なぜ、この脳の not to do リストが大事だというのかといえば、ここにはその人の価値観が表れるからです。つまり、このポイントを突き詰めていくと、何のための集中かも深く理解できますし、効率的に仕事や勉強と向き合うことにも繋《つな》がっていくからです。

これは言い換えれば、何を重要なものと考えるかということとも重なっています。たとえば、私の人生で「啓蒙的スタンス」というものを not to do リストに入れたとしましょう。それは、意外と啓蒙的スタンスでの役割を求められるので、なるべくその立場での仕事は控えめにしようという意味においてです。

私としては、たとえば「ＴＥＤは世界で最もすばらしいプレゼンテーションの場である」、あるいは「ハーバードは東大と比較してここが優れている」といった啓蒙的なスタンスでやることが自分の主要な仕事になると、私にとってはおもしろくないわけです。

というのも、「アメリカでは、こういうことをやっている。でも、日本はこうだからダメだよね」と誰かに伝えたところで、それは明治時代以来、いわゆる知識人と呼ばれている人たちがやってきたことと何ら変わりません。

でも、私が本当にやりたいことはそういうことではなく、自分自身が世界を相手にして自分を表現していくことをやることなのです。

また、受験のことについてもたびたび議論をしてきましたが、たとえば受験のノウハウみたいなことについて自分が何かを伝えるといったこともまた、私の中では脳のnot to doリストに入っています。それは私があまり価値を感じないことだからです。

つまり、**自分のやりたいことを思い描くことは、何に集中するかを決める意味でもとても大事なこと**だといえます。

人生というのは、ある程度の妥協も必要ですので、そこは必ずしも絶対にこうだと決めつけようとは思いません。

脳のnot to doリストをつくることは、5年後、10年後の自分をどう変えていきたいかということを再認識する作業でもあり、「今日、自分は何をしなければいけないのか」ということを明確にする意味でも大切です。

それは、本当に集中すべき対象を判断する基準にもなりますし、同じ努力をするのであれば、それが最高に自分にとって面白いという価値観を見出すためには欠かせないことだということができるのです。

第3章　この法則を知ればゾーンに入れる!

ゾーンに入るカギとなる「フロー理論」

チクセントミハイのフロー理論で説かれていることは、課題とスキルが高いレベルで一致し、集中しているけれどもリラックスしている、最高のパフォーマンスを達成しながら、まさにゾーン状態である蜜の味の時間が流れるというものです。

トップアスリートがなぜ集中できるのかは、「オリンピックに出られる」「メダルが取れる」からだと誤解している人も少なくありません。しかし、多くのアスリートがほぼ例外なく話しているのは、「オリンピックやメダルを目標とすることではなく、その競技ができる喜びや幸せを感じる」ということです。

ですから、日々苛酷なトレーニングをしていても、それを苦労だと思うことはなく、練習する行為自体が報酬になって嬉しい、もっと言ってしまえば、練習さえしていれば幸せという境地になったアスリートこそが、オリンピックや世界が注目するスポーツイベントに参加し、成果を上げています。

それは、小説家でも同じです。小説を書いていること自体に深い充足感を味わっているのであれば、それが評価されたり、文学賞を取るかということは重要なことではないということです。

仕事や日々の生活を通してどのようにあれば幸せかということに関して深い実感が持てるかどうかがとても大事なことだと思います。フロー理論はそうした状態を描き実践をするためにはとても重要です。

世の中の風潮として感じるのは、行動を起こす前に考え過ぎてしまうことが挙げられます。

特に今のビジネス書やセミナーでは、「これをやると何ができるか」あるいは「キャリアアップするためにはこうすべき」といった、いわゆる「意識高い系」が良しとされることが多いわけですが、脳科学の視点からいえばそれはフローという理論から最も遠く、実際、そういう意識過剰ぎみの人が何かに集中しても何も成し遂げられないケースがとても多いと感じます。

このような意識過剰ぎみの人というのは、フローに入れない人がほとんどです。

よく起業家セミナーに来ている学生を見ていると、何はともあれ人脈をつくろうとしたり、名刺を集めたり、むやみに情報を集めようとしたりしています。

ところが、そういう学生たちに、「じゃあ、君は何を集中してやっているの？」と聞いてみると、実は何もなかったりするわけです。

もちろん、いろいろなセミナーに出たり、情報を集めたり、ビジネス書で自己啓発するような学生や若いビジネスパーソンを否定するつもりはありません。

でも、何かを成し遂げるためには、本当に自分が幸せだと感じて、集中してフローに入ることが必要なのです。

あちこちに気が散ってしまって「自分は何を集中してやるべきなのか」という肝心のことにたどり着けないことがあります。

これは恋愛にたとえるとわかりやすいかもしれませんが、気が多い人ほどあっち行ってこっち行ってという感じでうまくいかない恋愛を繰り返してしまうものです。

でも、考えてみたら恋愛というのは本当に大切な人が一人いれば、それで幸せを感じるわけです。

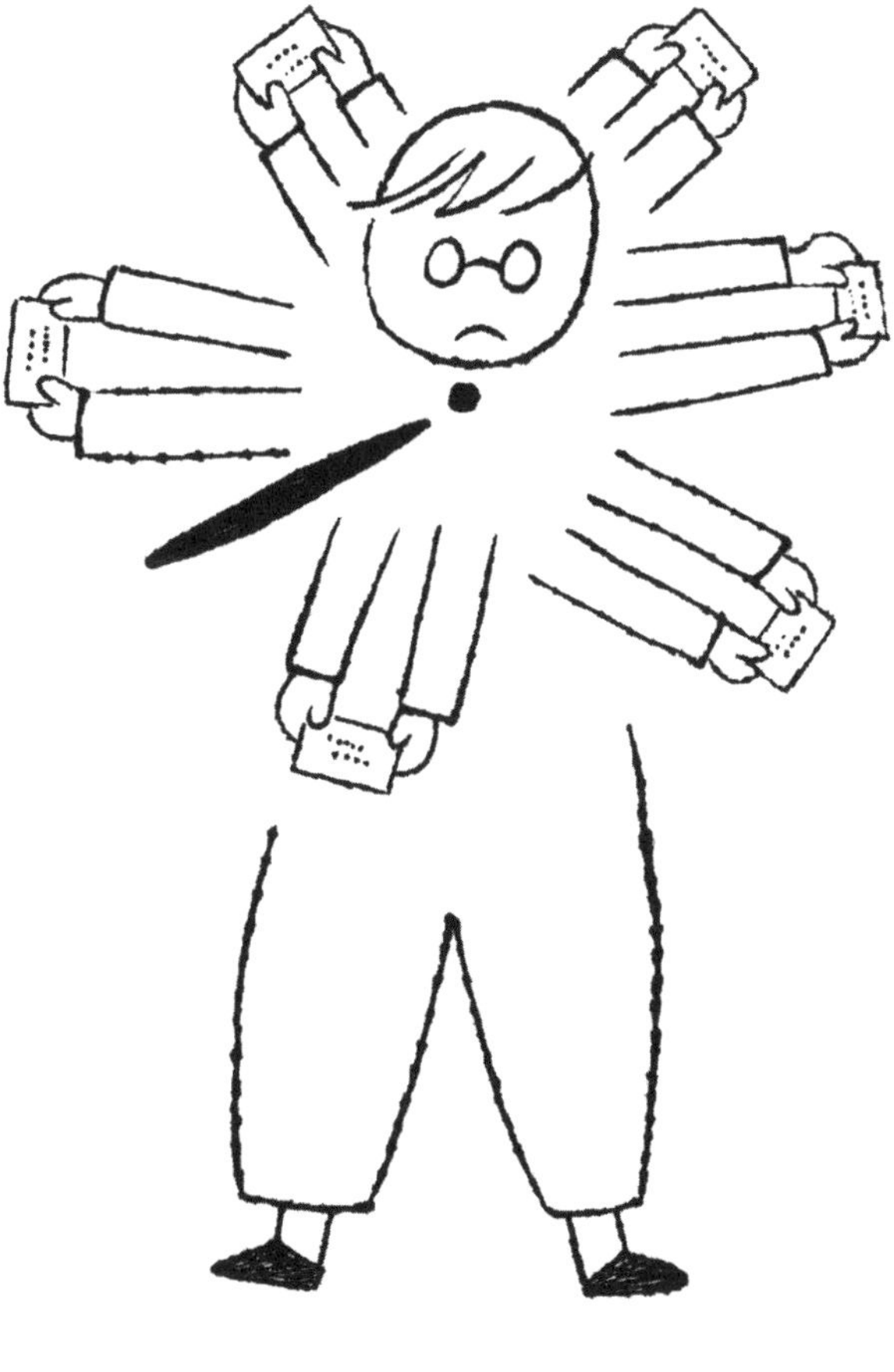

あちこち気が散っていては何もできない！

確かにいろいろなことに興味があり、いろいろなことに取り組みたいという知識欲や好奇心はとても大事なのですが、問題なのはその時々の集中におけるクオリティなので、あることをやっているときには、目の前でやっていることに幸せを感じながら集中することができていれば、最高のフローに入ることが間違いなくできます。

自分の好きなこと以外ではフローに入れない⁉

自分が好きではないことをやるときにはフローに入れないのでしょうか。いいえ、そうではありません！

確かに、フローに入るためには好きなことをやるのが一番なのですが、実際には、どんなことでも視点を変えれば面白いアングルが必ずあり、それを見つけ出すことができれば、フローに入ることができるのです。

私が以前から興味を持っている餃子屋さんが板橋にあります。

そのお店は、生餃子と焼き餃子の2種類しか売っていません。ご主人は、商店街の通りを見ながら、絶妙な集中力で片方では餃子を詰めて、片方では餃子を焼いているわけです。

ではここで、この餃子屋さんの仕事を想像してみてください。

どういう状態でお客さんに買っていただくのが一番望ましいでしょうか。当然ですが、焼いてから随分時間が経ってしまった餃子はお客さんだって食べたくありません。やっぱり、焼きたてがいいわけです。

そこで、どの時間帯にお客さんが多く来るのか、たとえば夕方の買い物どきであれば、晩御飯のおかずになるからこれくらい主婦の人が買ってくれるだろうとか、今日は近くの小学校で運動会があるから、運動会の終わる時間に合わせて多めに焼いておこうといったように、お客さんの流れを見ながら、想像しながらどれぐらいのペースで餃子を焼くかということを調節しなくてはいけない。そのようなときに、人間の脳というのは進化を遂げるのです。

このように何に対しても突き詰めていけば、自分が理想とする仕事のやり方を覚えていきます。どんな仕事でも、主体性を持って「自分がこの仕事を選んでやっているんだ」というようなマインドセットができれば、フローには入ることができます。「仕事だからやっているんだ」「上司に面倒臭い仕事を押しつけられた」というような気持ちで嫌々やっている人というのは、どんなに集中してもフローには入れないということなのです。

どうすれば困難な状況でも幸せでいられるか

フローを研究していたチクセントミハイは、もともとは「幸せとは何か?」ということを突き詰めていった結果として、フロー理論に到達しました。

そのような研究を始めるきっかけになった最初の体験がおもしろい話なので、ここで紹介したいと思います。

チクセントミハイは第二次大戦後の東ヨーロッパにいて、ある不思議なことに気づきました。

それは、困難な状況にもかかわらず、何人かの人は楽しそうに暮らしており、そういう人がいるだけで、自然とまわりの人も明るくなっていく。苦しい状況の中でも、楽しそうな人というのは地位や職業、受けた教育も関係ないということです。

チクセントミハイは「なんで、この人たちは幸せそうなんだろう」と考えて、そこからポジティブ心理学の研究を始めました。

「なぜ、明るい人たちは明るいのか、なぜ、創造的な人は創造的なのか」

こういったポイントに焦点をあてて、研究するのがポジティブ心理学です。

そこでチクセントミハイは「幸せになるというのは、自分がアクティブに行動して何かを学んでいくことだ」ということを発見しました。

積極的に行動して幸せを得る、その自主性がフローの状態を生み出していくということなのです。

新しいフローへの入り口は緊張から始まる

新しいことにチャレンジするときは、誰でも必ず緊張してしまうものだと思います。脳というのは、生まれて初めてやることには、どうしても臆病になってしまいます。でも、そういった緊張の先には、フローが待っていることが多くあるのです。

つまり、新しいフローへの入り口というのは、必ず緊張から始まるといっていいわけですが、そうした経験を重ねていくことで、緊張も楽しめるようになっていくはずです。

私自身、脳科学者ひと筋で生きていくこともできますが、雑誌に文章を書いたり、テレビに出演したり、著名な方と対談させていただいたり、研究以外の仕事にも積極的に取り組んでいます。初めての経験をするとき、例えば『笑っていいとも』に出演したときや、初めて英語でインタビューを受けたときなどは、私も例外なく緊張しました。

ただ、**あえて緊張を楽しむようにしているのは、そのような経験が集中力を高めるため**

のひとつの方法だということを知っているからに他なりません。

自分が今まで経験したことがないジャンルの試練を自分に課すということは、「自分に無茶振りをする」ということでもあります。

結局のところ、人間が集中するのは、自分が成長するためにやらなければいけない課題に直面していたり、何らかのピンチに追い込まれたりしたときではないでしょうか。

そう考えれば、それだけ意味があることでなければ集中をしないということです。

たとえば、受験や就職の面接にしても、誰もが必ず集中します。なぜなら、その後の人生に大きな影響が出るからです。そうした局面を乗り越えることで、人間は成長していくのです。

スキルとタスクのバランスが取れれば集中力は格段にアップする！

勉強や仕事にしても、日々のトレーニングをしていれば、だんだん右肩上がりになっていくものです。これはスポーツでもまったく同じことがいえます。

フロー体験をするためには、**課題のレベルと自分のスキルのレベルを高いところで一致させる**ということに尽きます。

当然ですが、スキルが及ばなければ緊張しがちになりますし、課題が低いと今度は逆に退屈してしまう。つまり、課題とスキルが高レベルで共鳴するときこそ、人は驚異的な集中力を発揮し、フローを体験することができるというわけです。

たとえば、何か新しい課題に取り組んでいるときというのは、その課題にスキルが追いつかないわけですから、どうしてもつまずいたり緊張してしまいます。

ところが、そのような苦しい状況でスキルを高めていくと、課題とスキルが一致して、フロー状態に入ることができます。

ひとつステージが上がったときにアスリートがどのようにフローの階段を駆け上がることができるかというのは、脳科学をやっている人間としては注目すべきことです。ニューヨーク・ヤンキースでも目を見張る活躍をしている田中将大投手のメジャーリーグでの挑戦というのは、まさにフローの階段を上がっている状態だといえます。

フローでもっとも難しいのは課題のレベルが上がったときなので、そこにスキルを合わせられないと不安に陥ることがあります。

ところが、田中投手は日本のプロ野球で見せたフロー体験を大リーグでも貫けています。その要因は、うまく自分のスキルを上げて、フローに持っていける努力を日々重ねているからに他ならないのです。

このように、フローの階段をいかに駆け上がるかというところが脳の一番の課題なので、フローの階段を上がれたときのアスリートは幸せを感じているはずです。

もちろん、これはアスリートだけに限られた幸せではなく、ビジネスパーソンでも同じことです。

フロー状態は、スキルと課題が一致すれば入ることができるので、どのレベルにもフローがあるということを覚えておいてください。つまり、新入社員でも仕事が上手く進められる人はフローを経験していますし、受験生であっても成功している人は必ずフローを経験しているのです。

仕事でも受験勉強でも、絶好調なときは時間が経つのを忘れて、「ああ、もう終わったのか」と思いますよね。これこそがまさにフローなのです。

このように、それぞれの人がフローを経験できるわけですが、だからこそ集中して何かに取り組むことが大事であり、フロー状態を経験すると、それがいろいろな仕事や生活習慣にも応用できるようになってきます。

達人の域を超えている堀江貴文さんの集中力

私の友人である堀江貴文さんは、非常に集中力が高い男だといつも感じています。

彼の集中力は、ひとつのことを職人のように集中するというレベルではなく、現代の分散型情報処理を必要とする社会においてもひとつひとつのことに達人的に集中することができるというものです。

たとえば、原稿をスマホのフリック入力であっという間に書いてしまう、さらに印象的だったのが記者会見のときでした。

私は先日、堀江さんと「ハッカーズ」という音楽バンドを結成しました。

その発表記者会見のときに、堀江さんは記者会見をしながら、片手にスマホを持ってメールを打ったりしていました。もちろん、それを見て「失礼だ」と思う人も当然いるでしょう。

でも、いまの時代においては、集中の仕方も様々だということです。

たとえば、会議しながらネットで情報をチェックしたり、あるいはメールを送ったりするという振る舞いは、意外とデジタルネイティブの間では失礼ではなく、当たり前になりつつあるといえます。

堀江さんは起業した初期のころには1日に３０００通ものメールをやり取りして仕事をするといったことを書いていたと記憶しているのですが、それが最もアスリート度が高い人の脳の使い方なのです。

すなわちそれは、仕事や勉強で求められる精度、強度、集中度ともに、ひと昔前の時代の比ではないというのは確かです。

どんな分野でもゾーンに入れる「1万時間の法則」

スポーツの世界では、トップレベルのバスケットボール選手や陸上選手というのは、ほとんど体格で決まってしまうといわれています。

たとえば、マラソンでもケニアの選手が圧倒的に速いのも体型や身体能力の適性だといえるので、日本人がいくら努力をしてもケニアの選手には勝てないのかもしれません。

確かに、自分のもともと生まれつきの特性とマッチングが取れていないと、努力しても難しいところもあると思います。

しかし、どんなことでも努力することでそれなりのところには到達できますし、**自分の特性とマッチングが取れたもので努力を続ければ、かなり遠くまで行ける**ということは事実です。

それを教えてくれたアスリートが、元陸上選手で４００メートルハードル日本記録保持者の為末大さんです。

為末さんは、すでに高校のころから注目の陸上選手で、「10年にひとりの逸材」といわれていましたが、そこから世界選手権で銅メダルを獲得するという偉業を成し遂げるまでには、私たちの想像をはるかに超える努力があったはずです。

アスリートでオリンピックに出るレベルの人というのはみんなそうかもしれませんが、卓越した集中力の裏側には、1万時間の法則というものがあるそうです。

これは、どんな分野でも1万時間練習するとプロになれる、その道を極めることができるということです。

1万時間を目安に何かに集中して取り組む。それは読書でも英語の勉強でもスポーツでも、それが結局は**知性の幅、スペクトラム（連続体）になっていきます**。

受験勉強もそうですが、フローに入れるか、入れないかというのは極めてシンプルなことで、1万時間の学習をこなすことで脳の記憶が強化されていきます。

ただし、ただ1万時間勉強をすればいいということではありません。

本当の意味で集中するためには「独学の習慣」がなければフローに到達することはできないのです。

先生や生徒など他者とのやりとりが頻繁にある学校の教室や予備校はかえってフローに入りにくい環境です。

フローというのは、自分のリズムでやらなければいけない。だから、勉強ができる人というのは独学が好きな人が多い傾向にあります。

それは自律的、他律的ということとも関係するのですが、他人任せになっているとフローには入れないということなのです。

ですから、独学でフローのリズムをつくっていくというプロセスが不可欠で、そこに存在するのが1万時間の法則だということです。

オタク的「集中力」とMC的「集中力」をうまく使い分ける！

私は、フロー体験をするために、あるふたつの集中力を使い分けています。

そのひとつは、脳科学者として研究していたり、論文を書いたりするときに使うオタク的「集中力」というものです。

この集中力は、ひとつのことをオタク的にどんどん深く狭めていくというときに発揮されるものです。

そしてもうひとつが、ＭＣ的「集中力」というもの。

これは、宴会などでもみんなに話題を振って、「ああ、ここでこういう話題を振ればみんな盛り上がるな」というようなときに使う集中力なのですが、これを意外と得意としています。

何かのディスカッションでも、「どういう方向に話を持っていくと、この場が面白くなるのか」というときの、いわば拡散的な集中力の使い方です。

このように、収束的思考と拡散的思考は違うとよくいわれますが、フロー体験にもまた、そのような集中法の使い分けをすることが有効になってきます。

バラエティー番組のMCをやっている明石家さんまさんやビートたけしさんは、拡散的「集中力」を発揮しているわけですが、将棋の羽生善治さんやサッカーの本田圭佑選手が発揮しているのは、収束的で深い集中力だということです。

どちらかを得意とする人も、それらを両方使い分けている人もいて、どちらかといえば私はその両方を使い分けるタイプだと思っています。

私自身、特に中学校のときには勉強も断トツにできて、蝶の採集などに没頭していた少年だったので、オタク的「集中力」の高い人間でした。

もともとはMC的「集中力」が備わっていなかったのですが、その後の社会生活の中で「あいつはガリ勉だ」といわれるのを避け、自分を守るために〝吉本興業化〟したのです。

どんな人でもオタク的「集中力」とMC的「集中力」を使う場面があると思います。

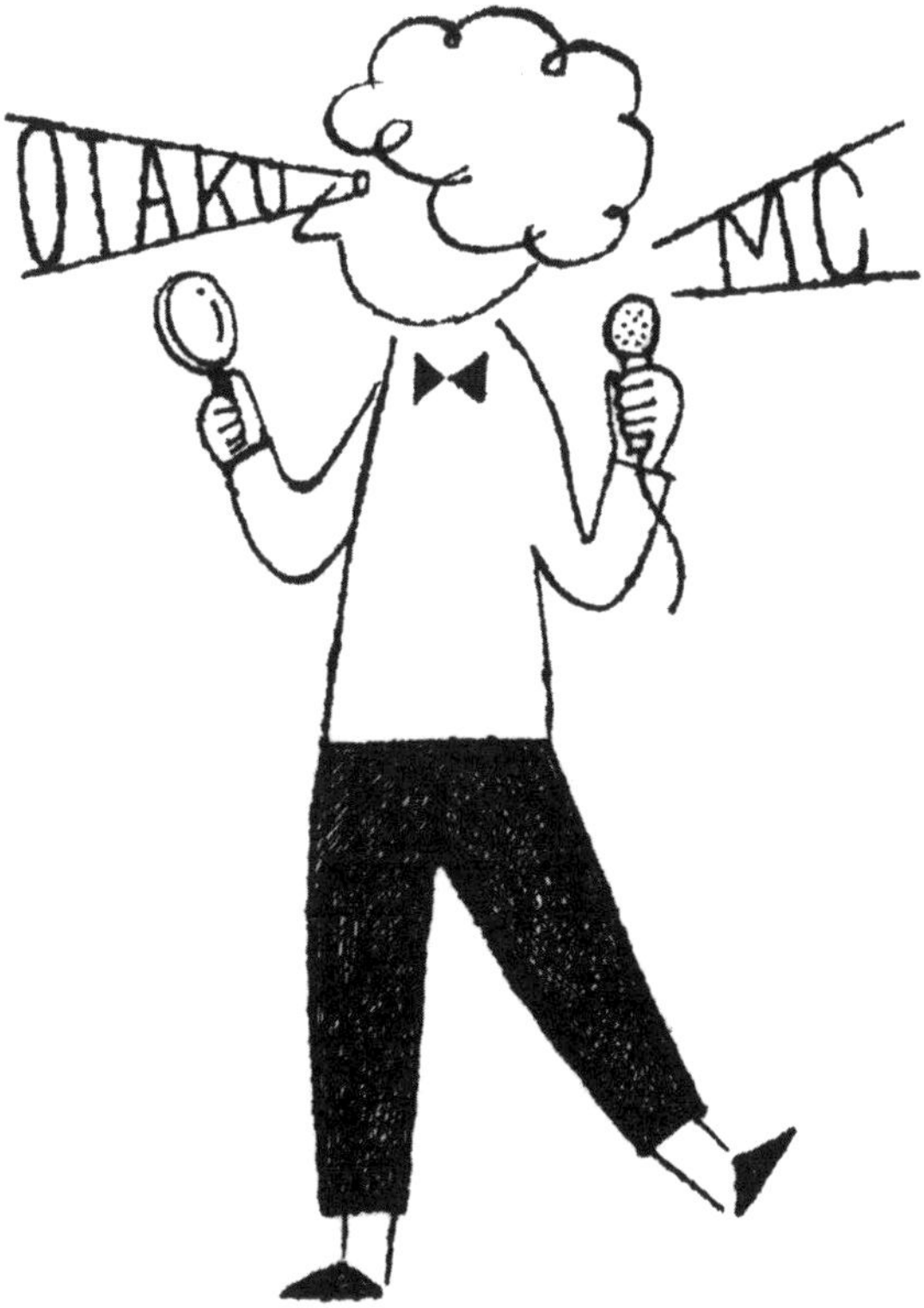

オタク的「集中力」とMC的「集中力」を
うまく使いわける！

たとえば、編集者でいえば文章の構成や校閲的なこと、そういったことはオタク的「集中力」が求められます。でもその一方で、「今度はどの著者にどういう企画でやろうか」ということを企画するときには、MC的「集中力」が求められるわけです。

また、先述したように、優秀なビジネスパーソンの多くは、いきなり「本題」に入るのではなく、商談前に世間話やタイムリーなニュースといった、まさに気の利いた「雑談」を取り入れています。

これもまた、営業としての奥深いオタク的「集中力」と、豊富な話題で場を和ませてお互いがリラックスできるようなMC的「集中力」を兼ね備えているといえるのです。

そう考えれば、どんな職業であっても、両方の集中力が必要になってくるということです。

では、どのようにオタク的「集中力」とMC的「集中力」を身につけていけるのか。

それは、やはりいろいろなことに興味を持って、集中した自分の中で「何が一番大事なのか、何が人にとって面白いのか」ということを常に考えることが大切なのです。

第4章　今すぐ実践できる「超」集中のテクニック！

集中の本質を見極める「断捨離」をしてみよう！

集中できない人の意外な盲点は何かというと、それは、「本質的なことは何か」についての認識が低いということです。

実は、本質に対する認識と集中は深く関係しています。仕事や勉強の本質というのは案外シンプルな形をしているのですが、世の中には枝葉末節《しようまっせつ》なことが多くて、そこにとりとめのない時間を費やしてしまっている人が非常に多いのです。

つまり、ただ作業をやっていれば集中しているということではなくて、その作業が実質的にどれくらい意味のあることとなのか、あるいは今の課題に対して本当にプラスになることとなのか、状況をより良い方向に改善させるものなのかどうかということへの見極めや判断が非常に大事だということです。

これが意外と見逃されている点で、集中できない人というのはいろいろな雑念が気になってしまうことにその理由があるのです。

たとえば、仕事をする上で人間関係に気を取られていて、仕事の本質に集中できない、あるいはムダな作業に時間を取られてしまっているなどと、さまざまな阻害要因によって邪魔をされてしまっています。

特に日本の場合はペーパーワークの問題があります。

私は、日常のビジネスのやり取りの中においても、かなりのビジネスパーソンが意味のないペーパーワークに時間を費やしていると感じています。まさに、これは集中の本質を無視しているということに他なりません。

そこで、集中することの本質として考えてほしいのが、いわゆる「断捨離」なのです。

私自身、集中するための断捨離は意識的に実践していて、仕事をするうえでは人間関係の雑音や作業プロセスにおけるムダは全部捨てるように心がけています。

たとえば、打ち合わせにしても、集中できる人は議論の本題へズバッと行くのですが、集中できない人は雑談が長かったり、本題から外れた議論をしてしまいがちです。すると、当然ですが議論が進まないわけです。

それは、集中するための本質を見抜き、ムダなものの断捨離ができていないということになります。

集中力がある人は、やはり**本質をしっかりと見抜いて、持てるものを全てひとつのことに投入することができます**。

『スティーブ・ジョブズ』という映画の中で、ディバイスの開発スタッフがジョブズに「もうこれ以上、このディバイスを小さくすることはできません」と言ったとき、ジョブズはそのディバイスを水槽の中に落として、気泡がブクブク出たのを見ると、すかさず「まだまだ隙間がある。小さくできるはずだ」と言ったエピソードが紹介されています。

つまり、これ以上ディバイスを小さくできないと思ってしまうのは、何かしらの理屈やムダがそこに存在しているからであって本質的な意味での集中ができずにいたといってもよいでしょう。

「断捨離」ができれば集中力はアップする！

集中することは、ある意味で引き算でもあります。

集中すれば脳が活性化すると思われがちですが、そうではありません。

本質的な意味での集中は、「ひとつのことに絞り込む」ということでもあるので、それはすなわち「断捨離すること」だといえるわけです。

ということは、集中するためには、いろいろな余計なものを捨てていかなければいけません。

たとえば、部屋の中で大好きな音楽が流れているとしましょう。

自分が大好きな音楽というのは、集中力を阻害する場合もあるので、その音楽を捨てる。

目の前にいる人が気になっている場合であれば、その人に向けている注意を捨てる。

断捨離ができない人は、いろいろなことで気が散ってしまい集中力を発揮することはできないわけですので、このように、集中の阻害要因となって目の前に現れてくる誘惑のようなものを一個一個捨てていくと、最後には目の前にある課題が残ります。

こうした集中した状態というのは、対象がどんどん絞り込まれていって、断捨離によって起こるといってよいでしょう。

つまりは、**より目の前にある課題がシンプルになっていくということに他なりません。**

ですから、集中している人は心の状態がすごくすっきりしているので、シンプルだということです。集中できている人というのは、ほぼ例外なく心の断捨離ができています。

逆に、集中できない人は、やはり何か雑念があるわけで、心が混乱しています。いろいろなことにすぐに気が散ってしまったり、余計なことばかり考えてしまう。そこには集中の確固たる姿勢がありません。

まさに何が本質なのかということを見抜くことが大事であり、「自分にとって何が集中する対象なのか」ということをその都度見抜かなければ、当然ながら断捨離もできません。

ブレずに脳に負荷をかけ、最も本質的なことにやることを絞り込めば確実に集中力がアップしていきます。

すなわち、風が強いところで育った木ほど、強く太くなっていくのと同じように、いろいろと負荷がかかったほうが集中力は強化されるということなのです。

忙しいときほど集中の優先順位をつけてみる

「資料もつくらなければいけないし、メールの返事も書かなければいけない。そんなとき、どうやって集中すればいいの？」

こんな場面は、誰にでも少なからずあると思います。

同時並列的にいろいろなものを見て、その優先順位をつける判断ができない人というのは、やはり何かひとつのことに集中していても、他のタスクが気になってしまいます。

そこで、ひとつのことに集中する具体的な方法としても、この「断捨離」が必要不可欠だといえます。

そこで、「この時間帯はとにかく他のことは捨ててもいい」という意思決定をするということです。

それは、比較的いろいろなことを同時並列的にこなしていく際に、**優先順位の意思決定ができる人であれば、あるひとつのことにガーッと集中することが、実は簡単なこと**だとわかってもらえるはずです。

私自身も、どちらかといえばいろいろなことを同時並列的に見ながら優先順位をつけることが得意です。

何か集中すると思ったときには他のことはやめてしまう。

「この時間帯はこれをやるから、これはもうやめる」と自分で決めてしまえば、ひとつのことにガーッと集中することができます。

逆に、これはよく言われていることなのですが、発明家や研究者、あるいは芸術家といった人たちは、もともとひとつのことにガーッとのめり込む傾向があるといわれています。

そういう人は、あとのことはすべて放ったらかしてしまうというように、やはり同時並列的に優先順位をつけることが苦手であるといってもよいでしょう。

そんな場合でも、脳のモードをうまく変えることができるようになればいいのです。

集中脳には、ガーッとひとつのことに集中するというモードと優先順位をつけるモード

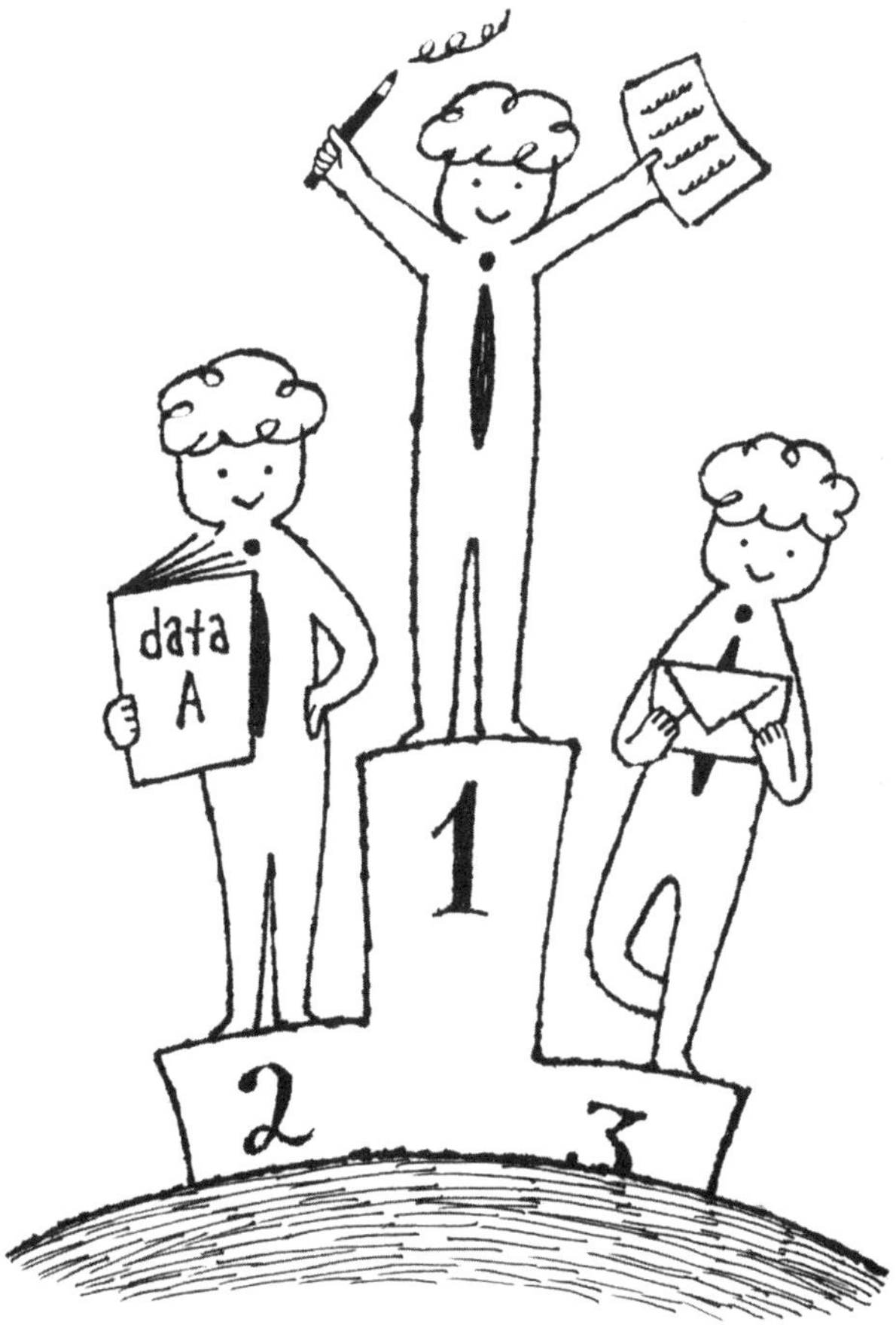

忙しいときほど集中の優先順位を！

があるので、そのふたつを使い分けてみてください。

その優先順位を決める決断のひとつが「断捨離」であって、捨てるという決断をすることで、ひとつのことに集中する脳モードが起動していくというわけです。

誰にも邪魔されない環境では集中できない

相対性理論で有名な天才科学者、アルベルト・アインシュタインは、ドイツからアメリカに亡命し、世界最高の頭脳が集まるプリンストン高等研究所の教授になりました。

教授といっても授業はせずに、ただひたすら研究だけに打ち込むことができる機関だったのですが、アインシュタインはこのプリンストンでは、あまり成果を上げられませんでした。

私はここに、「集中する」ことの本質が隠れている気がしています。

大学の研究にしても、授業をやったり、学生としゃべったりするという、そういうちょっとした雑務が大事だということです。

多くの人は、「集中できる環境が欲しい」と思いがちですが、**いざそういう誰にも邪魔されないような環境が得られると、人間というのは意外と集中することができないもの**なのです。

ですから、集中する大前提として、「邪魔は必ず入るものだ」という認識をもったほうがいいというのが私の意見です。

夏目漱石にしても『坊っちゃん』や『吾輩は猫である』を書いた頃というのは、高校や大学で教鞭をとっていたわけですから、さまざまな仕事や雑務の中でも集中して原稿を書いていたといいます。

その頃の夏目漱石のことを鏡子夫人が書いているのですが、「すごく楽しそうで、座ったらどんどん書けて終わる」といった状況だったようです。

また、現代のコンピューターの基本を作り、「コンピューターの父」とも呼ばれるアメリカの数学者、ジョン・フォン・ノイマンもそのひとりです。

現在のコンピューターのほとんどが彼の発明した方式を採用しているわけですが、ノイマンはパーティをやっている最中でも、隣の部屋で数学の難しい計算をするのが好きだったようです。

このような計算にしても、静かなところでたっぷり時間があるというよりは、パーティ中にその間を縫って集中するほうがノイマンにとっては集中するためには都合が良かったようです。

こういう事例はたくさんあるわけですが、**環境を整えてそれに集中しようとしても、創造性が高まるわけではなく、かえって落ちてしまうという傾向にあります。**

私自身も、ケンブリッジ大学に留学していたときに、集中することに困難を感じ、苦しんでいる人はたくさん見てきました。

つまり、「朝から晩まで考えていいよ」と言われると、かえって集中できないものなのです。些事や周囲の雑音がある中でこそ、集中力の足腰が鍛えられるということがいえるのです。

周囲の雑音に打ち勝つ集中力の磨き方

文藝春秋社を創設した菊池寛が訳した、トルストイの『イワンのばか』という小説があるのですが、これは「集中とは何か」ということを考えるのには非常に良い素材だといえます。

この物語では、長男のシモン（兵隊）、二男のタラス（商人）、そして三男のイワン（農民）という３人の兄弟が登場して、それぞれに悪魔が憑《つ》いて惑わしていきます。

長男のシモンには政治的な野望があって、二男のタラスには経済的な野望がある。そういう野望を満たすために、この２人はいろいろと不必要な活動をしてしまいます。戦争や商売の能力には長《た》けていますが、欲の厚さを見透かされて、結局は滅んでしまうのです。

ところが、イワンだけは欲がなく、悪魔のささやきにも耳を傾けず、ただコツコツと畑を耕す生活を送り、幸せになることで、働くことだけに集中することの大切さを教えてくれています。

確かに、人間というのは欲深い生き物です。

それによって、いろいろ道を切り開くこともできるわけですが、**どんなことにも惑わされずに、1つのことに集中するということが、結果としてやがて大きな身を結んでいく**ということなのです。

この悪魔のささやきというのは、私たちの生活に置き換えてみると、「周囲の雑音」ということにもなり得ます。

このような雑音は、集中を阻害する要因になることがあるからです。

たとえば、サッカーの本田圭佑選手にしても、日本代表クラス、イタリア・セリエAのビッグクラブに所属するような選手になると、少しでも活躍できなければ「本田、不調の兆し」などとマスコミの餌食《えじき》になってしまうわけです。

本田選手自身も、テレビのインタビューで「やはり弱い自分が出てくるときがある」とおっしゃっていました。

そこで、その弱い自分にどのように対処していけばいいのかということを常に考えているそうです。

いろいろな雑音に惑わされてしまうと、イワンの２人のお兄さんみたいになってしまうということです。

では、そのような悪魔のささやきや雑音を払拭《ふっしょく》する方法とは何か。

それは、**自分が今何をやるべきかということを整理できているかどうか**にかかっています。

自分がやるべきことだけをコツコツとやっていれば、絶対に先に進めるのです。それぞれの持ち場で何をやるべきか、ということがわかっている、頭が整理できているというのは、集中するための必要条件であり十分条件でもあるかもしれません。

余計なことを考えないで集中することは、すべての勉強や仕事において言えることではないでしょうか。

朝の脳は一日で最も集中できる「ゴールデンタイム」

集中力を磨く実践法のひとつとして、朝時間を有効に活用するということをぜひとも推奨したいと思います。

これはいわゆる「朝活脳」といわれているものですが、人間が朝起きてからの2時間というのは、「脳のゴールデンタイム」ともいわれ、集中して何かに取り組むのに最も適した時間なのです。

朝起きて家を出るまでの時間、その時間から逆算して2時間ぐらい前に起きて何かをする時間を意識してみてください。女性の場合であれば、化粧する時間があるから2時間半前といったところでしょうか。

この朝の2時間を使って英語の勉強をしてみる。あるいは、読書や体を動かすウォーキングやジョギングといったことでもいいでしょう。**自分の興味があることを探して2時間**

集中してやってみるのです。

脳のゴールデンタイムを実感するためには、毎朝の習慣に落とし込むことが大事になります。なぜなら、誰でも最初からいきなり朝の2時間、集中することはできないはずだからです。

昔から「朝飯前」ということがいわれていますが、朝ごはんの前に「一集中、一仕事」をやるという習慣を身につけることが大事です。

何よりも、朝一番で一仕事終わらせてから朝ご飯を食べるというのは、とても気持ちがいいものですし、達成感も後押ししてよりおいしく食べられると思います。いきなり朝起きて朝ごはんというのは、そもそもあまりお腹が空いていないのではないでしょうか。

何か一仕事、何でもいいのですが、最初は10分、20分で終わるものでもいいので、それを終えてから朝ごはんを食べるという習慣をつけてみてはいかがでしょうか。

そして家を出なければいけない時間になったら、**あっさりその取り組みをやめて家を出て、まったく違うことを始める**というのが集中力を高めていくためにはお勧めです。

朝は時間に追われている人が意外と多いといえます。

でも、やはりちょっとその時点で負けているというか、出だしで躓《つまず》いている感じがします。

ですから、私は必ず朝家を出るときの2時間前に起きているのは、朝飯前に集中して仕事を1つやっつけるという習慣がずっと続いているからです。どんなに前の日がハードでも、2時間前には起きています。

それを1時間半とかに縮めてしまったりすると、やはり何となく朝物足りない感じがします。

1万時間の法則からいえば、毎朝2時間集中して何かをやれば、年間730時間です。それを15年間やれば、1万時間集中して何かを取り組んだことになります。

そういう意味でいえば、朝の習慣を身につけることができたとしたら、それが人生の重要な基礎になることは間違いないのです。

朝の2時間だけでも、何かを積み重ねて集中できる自分になれたら、きっと始める前よりも、幸せになれるはずです。

朝の２時間が脳のゴールデンタイム！

適度なノイズがあったほうが脳は集中できる

朝時間を集中するためのひとつの方法として、私が実践しているのが音楽鑑賞です。それこそラジオやYouTubeでクラシック音楽を聞いているのですが、音楽というのは気分をつくったり、リズムを整えるにはとてもいい効果があります。

実は、**適度なノイズがあったほうが脳は集中できる**ということがわかっています。もともと脳が集中するときに使う背外側前頭前野という部位は、適度にノイズがあるところで、いかに集中できるかということにおける負荷トレーニングができるといわれているからです。

そう考えれば、静かで邪魔の入らない環境で集中するよりも、むしろノイズに満ちた状況でいかに選択的に集中するかというトレーニングをしたほうが、より強靭な集中力を持つことができるというわけです。

実際に、受験の結果が良い学生は、自分の部屋ではなく居間で勉強するという調査結果があるようで、「静かな部屋でないと」という学生は、結局のところ勉強に集中できない言い訳をしているに過ぎないともいえるかもしれません。

また、東京オリンピックで金メダルをとった日本のレスリングチームは、合宿でわざと部屋を明るくして、ラジオをがんがんかけて寝たそうです。

このような試みの背景にあるのは、ノイズという負荷が存在する環境でこそ、かえって集中力を高めることができるということなのです。

脳というのは、外から何か刺激が入ってこないと、それを何かで補おうとする性質を持っています。実際に、脳の状態がもっとも感覚遮断下だと幻覚が生じるということが知られています。

これがどのようなことかというと、もともと人間が自然のまっただ中で生活していたときは、いつも何かしらの音が聞こえていることのほうが当たり前でした。

つまり、音が聞こえない状態というのは「何か変だ」ということで、むしろ危険な兆候ということだったのです。

たとえば、鳥が鳴いていないというのは、何か天変地異の前触れみたいな状態です。自然界というのは、もともとノイズがあって、そのほうが自然だということです。

しかも、それが「F分の1揺らぎ」に近いものだと、自然と感じるようです。

クラシックでも名曲というのはこのF分の1揺らぎの構造を持っているとも言われているくらいですから、そういうことも集中に関係しているのかもしれません。

ただし、実際には集中しているときというのは、それらの音楽を脳は聞いていないのですが、私の場合でいえばふと何か仕事から注意が外れたときに、「ああ、そういえば、さっきバッハがかかっていたな」と思うぐらいのノイズを使うことで、より集中することができています。

私自身は、フラットな音楽を選ぶように心がけていて、クラシックであればモーツァルトやバッハ、あとはブライアン・イーノの環境音楽などといった比較的尺が長い音楽がいいと思っています。

最近YouTubeなどを検索すると、本を読む人のための「Music for reading」や、勉強のための「Music for study」といった音楽もありますので、そういう音楽をかけておくと集中の邪魔にならなくていいかもしれません。

ここで重要なポイントは、「適度」なノイズという部分です。

自分が返事する必要がないノイズというのがもっともわかりやすいかもしれません。

ですから、それこそ隣に友達がいて話しかけてくる状態では、ただうるさいだけで誰もが集中することができないわけです。

でも、ただ音楽が流れている、ラジオが流れている、そういう状態であれば、自分がそこに反応する必要がないので、そういったノイズというのは、何か完全な防音状態よりはむしろ脳が快適に感じて集中することができるのです。

集中の秘訣は「移動で脳の句読点」を打つ！

どんな人でも特に日中は、いろいろな活動をされていると思います。

その中で、どのようにして自分に自己暗示をかけて集中していくのか。それは、脳科学的にいう「句読点」を意識してみるということです。

どんな場面においても集中力を保つ、脳に句読点を打ってみる、その最良の方法こそ、移動をすることです。

朝、家を出て、通勤、通学するとか、拠点を変えるとか、会う人が変わるとか、行動と行動の間に移動をはさむことによって、脳に句読点が打たれます。

これは、自分自身で自己暗示をかけて句読点を打つというよりも、移動、場所、文脈の変化によって句読点が打たれるということのほうがわかりやすいかもしれません。

それによって、一日の集中のリズムができあがっていくというわけです。

つまり、集中のリズムというのは**モノトーンである必要はまったくなく、そのときの行動構造によって決まる**ということです。

集中する脳というのは、その時々に使われる回路も違うので、ひとりで集中して仕事しているときの脳と、人と話しているときの脳、あるいは議論しているときの脳、歩きながら考え事をしているときなど……。

それぞれの行動によって集中する脳回路が違います。

だからこそ、まんべんなく句読点をうまく打ち、脳を使うことによって、疲れない、飽きない、リフレッシュできるというメリットがあるのです。

このことは、脳科学の知見からも実証されていることで、眼窩《がんか》前頭皮質という、脳の文脈処理をしている回路が環境の変化を検出して、それに合わせた働きをしようとします。

ですから、同じ場所にいて句読点を打とうとするよりは、移動したり、環境を変えることで、脳の切り替えがスムーズになります。

もちろん、一日中オフィスで仕事をしなければいけないというビジネスパーソンもいると思いますが、そんな人は自分のデスクを離れてトイレに行ったり、缶コーヒーを買って飲むということだけでも脳に句読点を打つことができます。

何よりも大事なことは、ひとつの仕事が終わったときに振り返らないということ。そして名残惜しく思わないということです。

集中できないタイプの人というのは、ひとつ仕事が終わってからも、その仕事を引きずってしまう人が多いといえます。

前の仕事が終わったならば、次の集中をするためにパッと忘れる。

そのためには、脳にしっかりと句読点を打つことが、次の仕事で集中力を高めるための重要なポイントとなるのです。

タイムプレッシャー法は有効な集中トレーニング

ではここで、元シンクロナイズドスイミングの選手で、現在、メンタルトレーニングの指導をしている田中ウルヴェ京さんに聞いたお話を紹介します。

シンクロの世界では、どんな状況でも自分にとっての最高の演技をするためには、いかに日頃からイメージトレーニングで集中できない状況を想定できるかということが重要だとおっしゃっていました。

つまり、いつでもどこでも演技が完璧にできるなんていうことはないし、たとえば練習中にケガをしてしまう、オリンピックの重圧で演技中に足がつってしまうなど、そういう状況を想定してそれに対応できるようなトレーニングをするのだといいます。

そのような意味でいえば、集中力を高める近道として、タイムプレッシャー法は非常に有効だといえるでしょう。

何でも、**ダラダラやらないで時間を区切ってやるというのは大事なポイントであり、私自身も常に実践していることです。**

たとえば、「この原稿を書くのは10分でやろう」といったように、目の前の取り組みに時間制限を設けることによって、より集中して取り組むことができるようになります。

先に述べた「文脈の介入」に対しても適応しやすくなりますし、上司からのメールにすぐ返事しなければいけないときに、それを短い時間でやれば、それだけ速くまたもとの集中に戻ることができます。短い時間で作業を終えられる人は文脈の介入に対してそれに動じないメンタルを持つことができるからです。

時間をかけなければいい仕事ができないと思い込んでいる人というのは、Aということをやっているときに、Bという文脈が入ってくると、それでパニックになったり、取り乱したりしてしまいがちです。

なぜなら、Bというものが入ってきたときに、「あー、私、このBというものにどれぐらい時間を奪われてしまうんだろう」とネガティブに捉えてしまうからです。

ですが、普段から素早く仕事をするという習慣をつけている人は、Bという文脈の介入があっても、「まあ、これを仕上げてからまたAに戻ればいいや」というふうに思えるのです。

集中が苦手な人もこれで大丈夫！「1分間集中法」

「集中できないのですが……」

私は、このような悩みを聞くことが非常に多くあります。

そのようなとき、「集中できる、できないというのは、生まれつきの性格であるかのように思っている人も多いのですが、そうではないんですよ」と答えています。

脳を筋肉と同じように鍛えれば、誰でも集中できるようになっていきます。

つまり、脳回路も使えば使うほど強くなっていく――。

そこで、私がお勧めしているのが、「1分間集中法」というものです。

「さあやろう」と思って椅子に座ったら、間髪を入れずに始めていきなりトップスピードに入って仕事や勉強に打ち込む。そのようなことを繰り返していれば、誰でも自然と脳の集中回路の機能が高まっていきます。

もちろん、いきなり集中しようとしても、最初はなだらかにしか集中度が上がらないかもしれません。

それでも自己嫌悪に陥らずにがまんして「瞬間集中法」を続けていると、やがて集中できるようになってきます。これは、実践した回数にともなって、集中力も次第に深くなっていきます。

ですから、「私は集中できない」と逃げていると、この脳回路がどんどん劣化してしまうということになるので注意が必要です。

私自身、本当に何かに集中しようと思ったときには、「1分」という時間を意識するように心がけています。

最近であれば、トイレに英語の本が置いてあって、トイレに入りながら朗読しているのですが、その時も1分間で2行や3行だけ、集中して読むわけです。

このように、細切れ時間の1分を集中するという練習から始めると、意外と脳の集中回路が鍛えられていきます。

「たったそれだけの時間？」と思うかもしれませんが、それでも十分脳としては集中して作業ができるということです。

集中できない人に限って、「集中するためにはたっぷり時間を取らなくちゃいけないんじゃないか」と思っている人も少なくないようですが、1分単位で集中するという意識を持つと、自分の生活や行動の中には意外にも隙間時間が多くあることに気づけるはずです。

その1分間で、英単語ひとつでもいいので覚えてみるのです。

あるいは、お風呂に入るときでも、本を持ち込んで大体文庫本を10ページぐらい読んでいます。あとは、歩く必要のないエスカレーターで、何かひとつだけと決めアイデアを練ってメモを取るということもよくやっています。

エスカレーターの場合は、おそらく20秒といった単位でやっているわけですが、たとえそれだけであっても、ちりも積もれば山となると言われるように、どんどん積み重ねてい

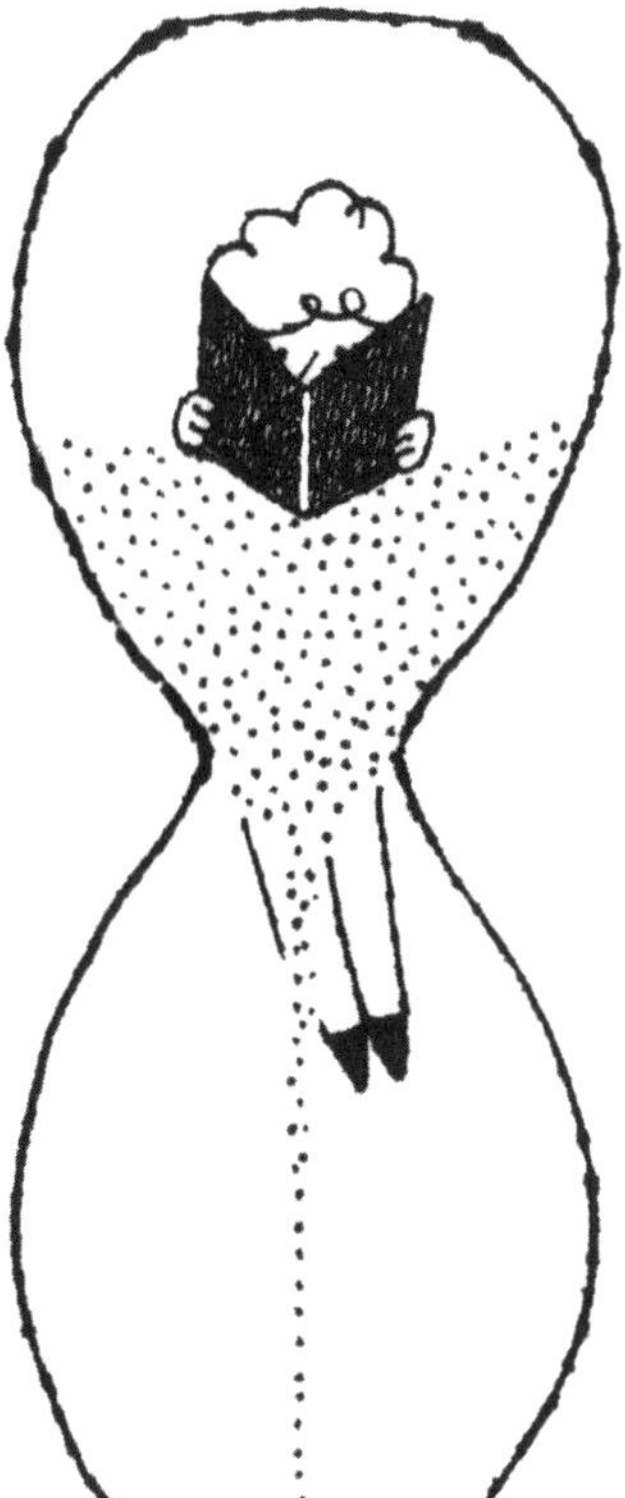

「１分」という時間を意識しよう！

くことが大事だといえるのです。

フラクタル集中法で集中力を多様化しよう

このような短時間集中法は、そのほかにも大きなメリットがあります。

それは、**どんな場合でもゾーンに入れる多様な集中力が鍛えられる**という点です。

「集中する」ことにおいては、何かひとつのことばかりに夢中になりすぎると、「○○バカ」といわれるように、他がおろそかになってしまうというリスクがあります。

そこで、短時間で集中するという工夫をすることで、自分の生活を細分化することができ、どんな場面でも変わらない集中力が保てるということがあるのです。これを、「フラクタル集中力」と名付けてみました。

フラクタルというのは、「砕けた石」という意味のラテン語から来ている言葉なのですが、わかりやすく言えば、大きな石があったとして、その石を砕いてみてその小さな石を拡大すれば大きな石と似た形をしているということです。

つまり、「集中力」とひと言でいっても、そこには「自己相似系」のパターンが現れることになるということです。

ですから、集中力にしても、1分間の集中もあれば1時間、5時間といった集中もあるということになるわけで、いろいろなパターンでの集中ができるというのが、最も理想的です。これはどちらがいいとか、悪いとかではなく、短時間集中法を軸としてフレキシブルに発揮すればいいのです。

このフラクタル集中力を磨いていく一番の方法とは、集中できなくても無理やり始めることが大切になってきます。

集中が苦手だという人の多くは、おそらく最初の集中段階で脳の立ち上がりが遅いといえます。

それでも、「とにかくやる」ということで、体が先に動いて、脳が後からついてくるということを意識してみてください。

好きな行動から集中モードに入れば、行動が先にあって認知プロセスが後から立ち上が

ります。あえてたとえるならば、「楽しいから笑うのではなくて、笑うから楽しいのだ」ということと同じです。

そういう意味でいえば、集中する気持ちがあるから、集中する行動が起こせるのではなく、集中する行動があるから、集中する心がつくられるということです。

まず集中という行動を先につくってしまえば、自分で自分を引き込むというその働きを繰り返せば繰り返すほど、脳の集中回路が強くなっていきます。

脳は一度何かを集中してやると、また次にやったときはさらにそこからスタートして強くなっていくという特徴があります。逆にいえば、集中することを怠っているとどんどん衰えてしまう。

ですから、日々、いつでもどこでも集中するということを意識し、実践していけば、それがある日ふと気づいたときにはもう、習慣になっているのです。

自分自身が集中する環境は、結局は習慣の蓄積でしか整っていきません。

一般のビジネスパーソンであれば、月曜日から金曜日まで集中して仕事をして、土日にオフを取り、月曜日からまた一週間の仕事がスタートするといったサイクルを繰り返していると思います。

そのようなときに、「そんな生活サイクルだと、土日に休みを入れちゃうことで月曜日、トップスピードに持っていくのはやっぱり難しくなるんですか？」といった質問を受けることがありますが、そんな心配はまったくありません。

なぜなら、たとえ休みのときでも、人は何かの活動をしているわけですから、その活動に集中すればいいからです。


何も仕事や勉強だけではなく、遊びでも集中はできます。これが、フラクタル集中力を磨くトレーニングにもなるわけで、いかに普段から集中するということを意識づけるかということが大事になってきます。

私の場合でいえば、活動自体が一般のビジネスパーソンとは異なるので、週7日間働きっぱなしということも少なくありません。

それでも、私の経験から言えば、週7日間集中し続けることは可能であると同時に、たとえ土日が休みであっても別のことに集中すればいいと考えているので、集中力の多様性を確保することができています。

メモを取ると集中力が奪われてしまう

私は講演などでお話をさせていただく機会が多いのですが、聴いてくださる方の中には熱心にメモを取っている方々がよくいます。

でも、その方々の熱心さに心を打たれる一方で、果たして本当に私の話に集中しているのかと疑問に思うことがあります。

というのも、世界の叡智《えいち》が講演をおこなう極上のプレゼンテーションの場として知られる「TED」では、聴衆のほとんどが何もメモも取ってないからです。

もちろん、その理由には後にネットの動画配信がされるという安心感もあるのでしょうが、**人の話を聞きながら、頭の中で話を組み立てていくというトレーニングをする**ことで、集中力は養われていくと私は思っています。

それこそ一字一句、何かのキーワードごとにメモを取らないと、確かに不安かもしれませんが、脳が本当に集中するためにはあまり良いことではないでしょう。

黙って話を聞きながら、頭の中でその筋を追うトレーニングをしなければ、本当の意味での集中脳をつくることは難しいのです。

以前、寄席に行ったことがない人を寄席に連れて行ったときに、その人が、「寄席の落語って難しいですね」と言っていたのがとても印象的でした。

なぜなら、ひとつの落語というのは、せいぜい15分程度なのですが、15分の話でも、その落語を黙って聞くというのが、実は集中するためのトレーニングになっているということです。

実際に、落語を聞きながらメモを取っている人などいないわけです。

私自身、落語を聞いているときは、やはり頭にその世界をビジュアル化して想像をしたりしていますが、本来であればただ話を聞くだけなので、それ以外の情報というのは何もありません。

単純にそれを聞いている中で、ある世界を作り上げていくわけなのですが、そういった集中力のトレーニング方法もあるということです。

今ではYouTubeでも落語はたくさん配信されているので、落語を聞いて集中力を高めるトレーニングをするのもいいでしょう。

落語は本当に言葉だけの世界なので、15分間それを聞いて理解するというのは、そういった習慣がある人にとっては簡単なのですが、初めての人にとっては戸惑うこともあるでしょう。でも、それこそが集中力のトレーニングだということなのです。

その一方で、映画は集中力を養うトレーニングにはなりません。

なぜなら、情報が簡単に与えられる状況というのは、基本的に集中のトレーニングには向いていないからです。

特に、今の時代の映画は内容がわかりやすく、飽きないで観られるようになっているので、たとえば今話題の『アナと雪の女王』であれば、それこそ5歳ぐらいからみんな観に行けます。

もちろん、それはそれでおもしろい映画なのでいいのですが、集中するという意味ではあまりトレーニングにはならないということです。

やはりある程度、集中することが難しい状況のもとで集中するというトレーニングをすることが、集中力を鍛える秘訣だと言えます。

集中力を高める食べ物は？

「集中力を高めるために何かいい食べ物はありますか？」と聞かれることがありますが、カレーには、脳にとって有益な効果が意外にもたくさん揃《そろ》っているようです。

試合前には毎日カレーを食べているというイチロー選手のように、「ここぞ」という勝負時や集中して仕事や勉強に打ち込むときには最適だといえるでしょう。

実際に、カレーは脳の血流を増加させ、集中力を上げるという結果が出ています。

たとえば、スパイス抜きのカレーと、スパイスありのものでははっきりと差があって、スパイスがあるほうがタスクに集中できるといわれています。

その理由は、カレーのスパイスは漢方の生薬に通じるところがあり、市販のルーで作るカレーでも、通常15〜30種類の効果のある成分が含まれているので、それが免疫機能を高めたり、新陳代謝も向上させたりするさまざまな効果を生み出すということです。

また、このようなスパイスの作用で、IQ換算で10ぐらい向上したという研究結果も出ています。ただし、言うまでもありませんが、カレーを食べたらどんどんIQが上がるわけではなく、集中のための一時的な効果がありますが、何に集中するかが一番大切であることを認識していただきたいと思います。

私自身、実はカレーが大好きで、おそらく週3回か4回ぐらいは食べているのですが、**本来の意味においては基本的に自分が好きなものがわかっているということが、集中を保つためには大事なこと**であって、それは食べ物でも、音楽でも、本でも同じです。

私の場合でいえば、カレーだけではなくコーヒーやチョコレートなど、好きなアイテムがあるわけですが、それを食べると「うれしい」ということで脳の活動を高く維持しやすいということです。

一番問題であると思うのは、好きなものが何だか分からないことで、それがもっとも脳にとっては幸せでないことなのです。

自分の好きなものが何だかわかっているだけで、脳の集中力を高める要因になるということです。

こうした意味でいえば、一番大切なのは、自分の好きなもののリストがあるということが大事だということです。

自分の好きなものは、有効な時間だと感じられるもので、すなわち、それは集中できるものだといえるのです。

読書で集中力は格段にアップする！

脳の集中力をつかさどる前頭葉の能力テストの中に、１００から７を繰り返し引いていくというものがあります。

その作業をしていくとき、集中力のない人というのは、いろいろと気が散ってしまうので、途中からどんどんスピードが落ちてしまう。

そんな人にぜひお勧めしたい集中法は、ずばり読書です！

集中力について考えたとき、意外と見逃されているのは、読書の効用だという気がしています。というのも、本を読まない人というのは、「集中の型」ができていないケースが多いといえるからです。

実際に、読書ができない学生が極めて多いですし、ビジネスパーソンにしても読書習慣がないという人は多いといえます。

学力や仕事のクオリティは、読書をどれぐらいしているかということとかなり相関が高いと私は考えています。集中して勉強や仕事ができる人で読書が嫌いな人は、あまり見たことがありません。

というのも、本というのは主に文字なので、抽象的な情報をとらえ、イメージで再現していく読書ではかなりの集中力が必要とされるからです。

たとえば、通勤通学の電車の中や、お風呂などのリラックス空間で本を読むとき、活字の世界で抽象的な論理なり、仮想の物語なり、そういったものを脳の中で立ち上げるわけです。

そう考えれば、読書では、実は集中力を鍛える非常に重要な訓練になっているのです。

皆さんは、子どものころから1時間でも2時間でも、集中して本を読みふけった経験はありますか？　そのような経験がある人は、集中する力が高い人が多いはずです。

では、なぜそれがコンピューターではダメなのかといえば、コンピューターには映像や音があるからです。つまり、**脳が集中するための「抽象化」がまだまだ足りない**からです。

同じくテレビも集中力を高められるツールではありません。なぜなら、テレビも情報が多いからです。

基本的に集中というのは、限られたものにどれぐらい時間や労力を費やせるかということを覚えておいてください。

ですから、文字だけの世界を楽しめる人は、それだけ集中することができます。だからこそ、集中力があるかどうかというのは、その本をどれぐらい長時間読めるかということに関係してくるといえます。

私自身も、子どものころから本は乱読、多読していたほうですので、読書の集中力を鍛えるうえでは極めて大きなトレーニングだったのだと今では思っています。


プロの将棋棋士である羽生善治さんは、その持ち前の集中力によって一流の棋士になったわけですが、羽生さんは、実は車の運転ができないそうです。

なぜなら、どんなところでも将棋のことを考え始めると、将棋の盤が頭の中にバッと出て集中してしまうので、運転には向いていないとおっしゃっていました。

このように、将棋の棋士は特に集中力が高い人たちが多いわけですが、対局場がどこであろうとまったく関係なく、盤面の上の将棋の駒だけに集中することができる。そこに絞り込むことができるというのが集中力ですから、それは読書にも似ていて、活字の世界だけに絞り込んで集中するということが、自分の集中力を高めていくツールになるはずです。

これを知っていれば日常生活でも集中力を高められる！

読書のほかにも、日常生活で集中力アップのトレーニングをする方法はあります。

そのひとつがスポーツに取り組むことです。あれこれ考えず身体を動かすことが、ひとつの行為に集中する訓練になるからです。

ビジネスパーソンが得られるごく簡単な集中力トレーニングとしては、長時間走ることで集中の持続力をつけられるジョギングやマラソンがあげられますが、ゴルフやテニスなど、日常生活に取り入れやすく、何より自分が楽しみながらできるスポーツがお勧めです。

また、美術鑑賞やスポーツ観戦も集中力を高める良い方法です。

美術館に行って作品を観ていると、体を動かしていないのにもかかわらず、疲労感を覚えます。それこそ、1時間くらい観ているだけでもぐったりしてしまうこともあります。

なぜ、それほど疲れるのかといえば、やはり作品が一個一個の持っているメッセージを読み取ろうと脳が集中するからです。

作品を読み取るという作業というのは、実はものすごく大変で、集中するトレーニングにはもってこいだといえます。

しかも、そういった作品がひとつの美術館には何十もあるわけですから、それを一個一個観てまわるだけでも、相当な集中力が必要とされます。

スポーツ観戦は周辺視野を鍛えるのにも役立ちます。

私は野球が好きなので、野球観戦にときどき行くのですが、野球の試合をきちんと見るためには、かなりの集中力が必要になってきます。

テレビ画面では映らないところで、いろいろなことが起こっているわけですから、フィールドの上で選手がポジションを取っていて、ボールがどこにあって、そのときにこの選手はどう動いているのかといったことを、観察しているだけでも集中力のいいトレーニングになるのです。テレビではなく野球場で、広い視野でもって、そこで起こっていることを把握することで、周辺視野と集中力が養われていくのです。

それは、サッカーなど他のスポーツの試合でも例外ではありません。

集中力アップのトレーニングを趣味として日常に取り入れることで、仕事もプライベートも集中して取り組める、充実した人生を送っていただきたいと思っています。

おわりに

「座禅を組んだり、茶道をたしなむと集中力がアップしますか?」

このような質問をよく受けることがあるのですが、脳科学的な知見から答えれば、イエスです!

というもの、脳は単純に頭の中だけで考えるよりも、やはり具体的な行動を起こしたほうが脳をコントロールしやすいという性質があるからです。

ですから、日本が本来持ち合わせている座禅や茶道という概念をこねくり回すより、座禅を組む、茶道で一定の所作をするという行動によって、集中力を鍛えるトレーニングになるというわけです。

たとえば、アメリカやヨーロッパでは、数学の問題を考えるときに、極端にいえば机の上に足を投げ出して考えてもいい。

でも、日本の場合は伝統的にきちんとした姿勢で机に向かってやると集中できるという考え方がある。そのような意味でいえば、日本というのは姿勢など、形から入る文化があるので、そのような具体的な行動による集中力の高め方がわかりやすい環境にあるといえるのではないでしょうか。

つまり、最近の学生にしても「いずれは起業したい」と言っている人たちにしても、今すぐ具体的な行動に移したほうがいい。「いずれは英語を勉強したい」と言っている人はすぐにでも英語を始めればいい。それが私の意見です。

どんなことでも自分と求める対象との間に境界線を引かないことがすごく大事であって、集中するときには、「脳の引き込み現象」というメカニズムをうまく使うことがポイントです。

これは、自分自身にあまり無理な負担をかけずに、頭を空っぽにしてその対象に引き込んでいく脳のチカラです。そこで、自分と対象が一体化するためには「すぐに始める」ことを心がけてください。

また、自分が好きなことだと比較的引き込まれやすいのですが、逆に嫌いなこと、苦手なことをやらなきゃいけないときには、「おもしろさの閾値《いきち》」を超えるしかありません。

嫌いなもの、苦手なものというのは、突き詰めていくと気おくれや技術のなさによる「ぎこちなさの谷」が邪魔してしまい、その人がそこにあるおもしろさを見つけていないということが多いといえます。

私自身、最近ギターを買いました。

もちろん、布袋寅泰さんのようにうまく弾くためにはある程度時間かける必要があるのですが、やっぱりこのぎこちなさの谷を越えないと、なかなかそこにおもしろさを追求することができないのです。

そのぎこちなさの谷を越えるために必要なのが集中であり、諦めずに取り組む姿勢ではないでしょうか。

ぜひ、どんなことにでも集中できる自分を手に入れてください。

最後になりますが、本書がこうして出来上がるまで出版プロデューサーの神原博之さん、朝日出版社の仁藤輝夫さん、藤村薫さんには本当にお世話になりました。心からお礼を申し上げます。

茂木健一郎

茂木健一郎
1962年、東京生まれ。東京大学理学部、法学部卒業後、東京大学大学院理学系研究科物理学専攻課程修了。理学博士。理化学研究所、ケンブリッジ大学を経て現職はソニーコンピュータサイエンス研究所シニアリサーチャー。専門は脳科学、認知科学。「クオリア」(感覚の持つ質感)をキーワードとして脳と心の関係を研究するとともに、文芸評論、美術評論にも取り組んでいる。
2005年、『脳と仮想』(新潮社)で第4回小林秀雄賞を受賞。2009年、『今、ここからすべての場所へ』(筑摩書房)で第12回桑原武夫学芸賞を受賞。著作に『モギケンの英語シャワーBOX』『モギケンの音楽を聴くように英語を楽しもう!』(小社刊)ほか多数。

装　幀　　　水戸部 功
本文イラスト　木下 綾乃

この法則でゾーンに入れる!

2014年9月20日　初版第1刷発行

著　者　　茂木健一郎
発行者　　原　雅久
発行所　　株式会社 朝日出版社
〒101-0065 東京都千代田区西神田3-3-5
電話 03-3263-3321(代表)
http://www.asahipress.com
印刷・製本　図書印刷
ISBN978-4-255-00794-6
©Kenichiro Mogi 2014, *Printed in Japan*

乱丁、落丁はお取り替えいたします。無断で複写複製することは著作権の侵害になります。
定価はカバーに表示してあります。

モギケンの音楽を聴くように英語を楽しもう！

茂木健一郎

「楽しむ」ことが脳を「本気」にさせるという観点から、苦手な英語が得意になるコツを明らかにするとともに、リーディング、リスニング、スピーキング、ライティングが基本から強くなる脳を活かした最新学習法！

定価1,382円
（本体1,280円＋税）

モギケンの英語シャワーBOX 実践版

茂木健一郎

ネイティブの音声による英語のシャワーを浴びて、脳に沢山の英語のエピソードが蓄積できる最新英語音声教材。茂木健一郎セレクトによる、ピーター・ラビットからオバマ大統領のスピーチ等、感動できる、良質の英文だけを集めました。

定価3,024円
（本体2,800円＋税）

緑色のうさぎの話

道尾秀介　絵＝半崎信朗

「花びらが舞い落ちるように 生きることのやりきれなさ、儚さ、寂しさが、静かに そして美しく降ってくる 微かな希望の光を浴びながら」と桜井和寿氏に評された、直木賞受賞作家・道尾秀介と映像作家・半崎信朗による最高傑作絵本。

定価1,382円
（本体1,280円＋税）

新編 チョウはなぜ飛ぶか フォトブック版

日高敏隆　写真＝海野和男

世界的動物行動学者・日高敏高の原点、名作『チョウはなぜ飛ぶか』を昆虫写真家・海野和男の美しい写真により完全ビジュアル化。生き物への「素朴な疑問」に答える、大人も子どもも楽しく読める、新しいスタイルのサイエンスブック。

定価2,052円
（本体1,900円＋税）

幻滅と別れ話だけで終わらないライフストーリーの紡ぎ方

きたやまおさむ　よしもとばなな

小説家・よしもとばななと精神分析医・きたやまおさむが、古事記、浮世絵、西洋絵画、映画、マンガにいたるまで文化の深層を語り合い、日本人のあり方を「並んで海を眺める心で」いっしょに考える、新しいスタイルの講義・対談。

定価1,620円
（本体1,500円＋税）

夕顔の恋　最高の女のひみつ

林　望

夕顔は、なぜ光源氏をとりこにしたのか？女として魅力が匂い立つ夕顔の謎に迫る。源氏物語をこれまでになかった新しい角度からひも解き、男と女の愛の不思議を解き明かす究極の恋愛論！

定価1,512円
（本体1,400円＋税）

文章の品格

林　望

人の信用を克ち得るかどうかの分水嶺は「言葉の品格」にある。言葉を磨く最良の方法を、様々な名文の魅力を味わいながらていねいに手ほどきする、美しい日本語入門。品格ある文章を書く最高のお手本となる一冊！

定価1,296円
（本体1,200円＋税）

新版　絵でよむ漢文

加藤　徹

「たったひとつでもいい。自分の心に響く言葉との出会いは、生涯の伴侶との出会いと同じくらい、すばらしい。」古代より人々の人生に寄り添い、受け継がれてきた漢文を絵と斬新な解釈で味わう、かつてない漢文入門。長田弘氏推薦

定価1,404円
（本体1,300円＋税）

対訳 21世紀に生きる君たちへ
司馬遼太郎
監訳＝ドナルド・キーン　訳＝ロバート・ミンツァー

司馬遼太郎が小学生のために書き下ろした「21世紀に生きる君たちへ」「洪庵のたいまつ」などを対訳で収録。著者自身、「一編の小説を書くより苦労した」と周囲に語るほど力を注いだ、21世紀の若者への渾身のメッセージ。

定価918円
（本体850円＋税）

学ぶよろこび —創造と発見—
梅原　猛
装幀＝安野光雅

こころの傷は夢を実現する原動力になる！　学ぶことのおもしろさと夢を実現する生き方、波乱万丈の半生、これから仕上げに入る壮大な夢の作品についてなど、梅原猛の創造の秘密をあますところなく語ったエッセイ集。

定価1,490円
（本体1,380円＋税）

生き方の演習 —若者たちへ—
塩野七生
装幀＝安野光雅

本当に大切なことは何か？「ものの見方」が変わる新しい時代の発想法。孤独だった高校時代やイタリアでの子育てなど著者自身の様々な経験をもとに、塩野七生が若者たちへ初めて語った生き方のアドバイス。

定価1,188円
（本体1,100円＋税）

未来への地図
写真＝星野道夫
訳＝ロバート・A・ミンツァー

温かな心と大きな夢を持ってアラスカに生きた写真家・星野道夫が、進路に迷う若者たちへ捧げた、明日への勇気が湧いてくる魂のメッセージ。オーロラ、カリブー、アザラシの親子、ホッキョクグマなど、珠玉の写真満載。

定価1,296円
（本体1,200円＋税）

旭山動物園写真集
撮影＝藤代冥砂

斬新な展示法を次々と編み出し、いま大きな注目を集めている旭山動物園初めてのＤＶＤ付き写真集！　日本中で話題沸騰中、旭山動物園の動物たちの愛くるしいまでの表情を、気鋭の写真家・藤代冥砂が撮り下ろす!!

定価2,138円
（本体1,980円＋税）

心と体を整える　子育て力
齋藤　孝

幼児から小・中学生の子どもを育てるお父さんお母さんへ、「知・情・意・体」を軸とした、心と体を整えるための、シンプルな子育て力アップの方法を紹介。知育には欠かせない、著者による「おすすめの絵本１００選」付。

定価1,404円
（本体1,300円＋税）

がんばらない健康法
「7悪3善1コウモリ」の法則
鎌田　實

健康で長生きにはコツがある。楽で簡単な健康法でないと、健康寿命はのばせない。健康づくりをむずかしく考えることはない。この本に書いたいくつかの簡単なことをムリのない範囲で実践するだけでいい。（本文より）

定価1,080円
（本体1,000円＋税）

お守り　幸せ手帖
瀬戸内寂聴

仕事、恋愛、結婚、離婚、家族、子育て…。人生のあらゆる悩みにまっすぐ答える！　読むと穏やかで明るい気持ちになる、新たに現代語に訳した寂聴新訳・般若心経を収録。携帯に便利な、てのひらサイズ！

定価1,000円
（本体926円＋税）